lehmanns media

Zur besseren Lesbarkeit wird auf geschlechtsneutrale Benennungen (Patientinnen und Patienten) verzichtet und die männliche Geschlechtsform gewählt. Bei den Gedichten, Liedern und historischen Zitaten wurden Schreibweise und Zeichensetzung ggf. behutsam angepasst.

Das Umschlagbild – nach einem Ölbild des Trierer Malers Ernst Brand-Pagés (1898 - 1983) aus dem Jahr 1980 im Besitz des Autors – zeigt die Heidekapelle in Ehrang. Die Kapelle wurde im Jahr 1375 erbaut und im Jahr 1632 erneuert. Links von der Kapelle ist die 14. Station des Kreuzwegs (Jesus wird ins Grab gelegt) zu erkennen; der Kreuzweg führt von der Pfarrkirche „St. Peter“ den Heideberg hinauf zur Kapelle.

Von den letzten Dingen

Leid, Sterben und Leben
aus medizinischer und theologischer Sicht

Hans Anton Adams

mit Geleitworten von Joachim Meisner und Eckhard Frick und
Beiträgen von Eberhard Schockenhoff, D. Horst Hirschler,
Jonah Sievers, Ilhan Ilkilic und Mahide Bolahatoglu

Berlin 2015

lehmanns media

Helmholtzstraße 2-9
10587 Berlin

Druck und Bindung: Drukarnia Dimograf • Bielsko-Biała

ISBN 978-3-86541-742-8
www.lehmanns.de

Wir sind nur Gast auf Erden und wandern ohne Ruh
mit mancherlei Beschwerden der ewigen Heimat zu.

Georg Thurmair 1935

Inhaltsverzeichnis

Geleitwort - Joachim Kardinal Meisner

„Denn ich bin der Herr, dein Arzt“ (Exodus 15,26 [1]). Schon das Alte Testament verknüpft Fluch oder Segen, die sich der Mensch durch seine Entscheidung gegen oder für Gott zuzieht, mit Gesundheit und Krankheit. Christus führt diese Linie zumindest in übertragenem Sinne fort, wenn er den Pharisäern, die ihn wegen seines Kontakts mit Sündern kritisieren, entgegenhält [1]: „Nicht die Gesunden brauchen den Arzt, sondern die Kranken“ (Mt 9,12). Und durch seine Heilungswunder macht der Herr den Anbruch des Gottesreichs auf besondere Weise geradezu augenfällig.

Theologen sind es gewohnt, in Katechese und Predigt auf solche Zusammenhänge einzugehen. Hier aber wendet sich ein gestandener, hocherfahrener Arzt sozusagen von der anderen Seite aus diesem Thema zu – das ist wesentlich weniger üblich und entsprechend spannend. Ein Fachmann der Medizin kommt zu Wort, der zugleich als Christ sein Leben ganz aus seinem Glauben heraus gestaltet und dabei eben gerade auch seinen Berufsalltag nicht ausspart. So ist weniger ein Lehrwerk der Intensiv- und Katastrophenmedizin entstanden, auch wenn immer wieder diagnostische und therapeutische Details zur Sprache kommen. Wohl liegt hier ein Buch vor, das man jedem jungen Arzt, jeder jungen Ärztin in die Hand geben möchte. Mehr noch: Alle, die mit den Themen „Sterben“ und „Tod“ konfrontiert werden – und wer würde das nicht über kurz oder lang? –, können aus Adams‘ Erfahrungen Nutzen für ihr persönliches Leben und das ihrer Angehörigen ziehen.

Entscheidend erleichtert wird das durch den Schreibstil des Autors. Hier erzählt ein Arzt authentisch und ohne Schnörkel aus seinem Leben und Arbeiten. Die Tendenz, sich dabei als unfehlbaren „Halbgott in Weiß“ darzustellen, sucht man vergebens. Es ist vielleicht einer der sympathischsten Züge dieses Buchs, dass sein Verfasser eigene Fehler und Unzulänglichkeiten nicht verschweigt. Er erliegt auch nicht der Versuchung, sich durch eine übertriebene Fachsprache von der Leserschaft abzugrenzen. So macht Lesen (und Nachdenken) Freude! Ich wollte das Buch ursprünglich nur stichprobenartig durchsehen – und habe es dann erst weggelegt, als ich es ausgelesen hatte.

Eine wertvolle Ergänzung sind die fachtheologischen Beiträge aus katholischer, evangelisch-lutherischer, jüdischer und muslimischer Sicht. Eberhard Schockenhoff legt den aktuellen Stand katholischer Moraltheologie vor; dafür bin ich ihm dankbar, wenn ich auch ein wenig bedrückt feststelle, dass das heute möglich ist, ohne den Namen „Gott" dabei auch nur ein einziges Mal zu nennen. Im Vordergrund steht gegenwärtig – so Schockenhoff selbst – die menschliche Autonomie. Gewünscht hätte ich mir den Hinweis darauf, dass diese legitime Eigenständigkeit des Menschen umfasst wird von Gottes Wille und Gnade, die sie tragen, ihr aber auch Grenzen setzen. Dieser Gedanke findet sich dann aber bei Horst Hirschler und vor allem bei Jonah Sievers sowie bei Ilhan Ilkilic und Mahide Bolahatoglu. Kurz und prägnant formuliert: Der Mensch ist nicht Eigentümer seines Körpers und Lebens, sondern bestenfalls Besitzer desselben (S. 199 und S. 220). So stelle ich mir einen fruchtbaren ökumenischen und interreligiösen Austausch vor!

Ich wünsche dem hier vorgelegten Buch eine breite und interessierte Leserschaft, die dazu bereit ist, nicht nur ihren Intellekt, sondern auch ihr Herz ansprechen zu lassen – denn beides macht den Menschen aus.

Köln, den 28. Mai 2015

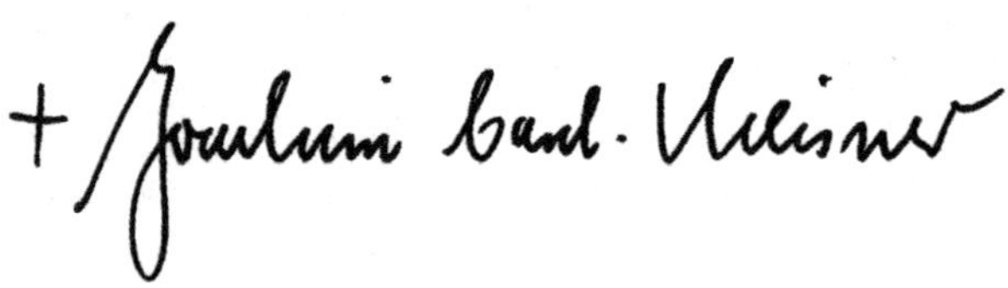

+ Joachim Kardinal Meisner
Erzbischof em. von Köln

Literatur

1. Die Bibel. Einheitsübersetzung der Heiligen Schrift. Stuttgart: Katholisches Bibelwerk 1980

Geleitwort - Prof. Eckhard Frick SJ

Es ist nicht leicht, den roten Faden in den vielgestaltigen Texten dieses Buches zu benennen. Und doch ist er von der ersten bis zur letzten Zeile spürbar. Es finden sich darin spannende berufliche Erfahrungen aus der notärztlichen und intensivmedizinischen Lebenserfahrung von Hans Anton Adams – nicht selten mit dem Eingeständnis eigener Fehler, mit dem Bekennen „nicht druckreifer" Äußerungen wie im Abschnitt über die Sichtung in Großschadenslagen: „Herr D…, lassen Sie die Oma sausen und kümmern Sie sich um das Kind. Intubieren, in den RTW (Rettungswagen) und sofort zu uns!" (S. 125). Gerade in dem, was nicht ideal oder geschönt erscheint, sondern nah am einzelnen Schicksal, wird die Suche nach dem Vorbild deutlich und das Bemühen, in aller Begrenztheit selbst ein Vorbild zu sein, als klinischer Lehrer, aber auch handwerklich, als einer, der vor dem ärztlichen Handwerk das Fleischerhandwerk erlernt hat. Daneben lese ich tiefgründige Reflexionen über die Frage der Autonomie des Sterbenden aus jüdischer, islamischer, christlicher Sicht. Die eigene römisch-katholische Verwurzelung wird aus vielen biblischen, Katechismus- und Gebetstexten deutlich, die Hans Anton Adams mit dem (nach eigenem Bekunden) kindlichen Glauben einstreut. So begegnet dem Leser eine alltäglich-diesseitige Transzendenzerfahrung, das Rechnen mit der Spiritualität mitten in der kruden Materialität von Unfallort, Operationssaal oder Intensivstation. So geht es (dem Buchtitel entsprechend) nicht nur um den Tod als die definitive Grenze des Menschen, sondern viel breiter um „die letzten Dinge" während eines langen Lebens, um die Belastungen und Kraftquellen des ärztlichen Berufes und überhaupt aller Gesundheitsberufe. Die Resilienz dieser Berufe angesichts vieler Grenzerfahrungen zu fördern [2], ist auch eine Frage der Spiritualität der Heilberufe, die in einem umfassenden Sinne eine „seelsorgende" Aufgabe haben – nicht in Konkurrenz zu Fachtheologen und ‚amtlichen' Seelsorgenden, sondern als Teil der therapeutischen Begegnung mit kranken Menschen. Spiritual Care als Teil der Berufung zum Arztsein speist sich für Hans Anton Adams aus einer bodenständigen Trierer Frömmigkeit, die „katholisch" in einem doppelten Sinne ist: einerseits durch Orientierung an Kreuz und Auferstehung Jesu, Praxis der Sakramente,

Eingebundensein in die Kirche, fröhlich-selbstverständliche Hochschätzung Marias und der Heiligen, andererseits „allumfassend“ durch den Respekt vor der Vielfalt spiritueller Deutungen der Grenzerfahrungen angesichts von Krankheit und Tod – in den christlichen Konfessionen, in anderen Religionen und in den unterschiedlichen spirituellen Suchbewegungen heutiger Menschen.

Literatur

2. Frick E, Schießl A: Resilienz im ärztlichen Berufsalltag fördern. Zeitschrift für Medizinische Ethik 2015 (61) 47-56

Vorwort

Die letzten Dinge aus medizinischer und theologischer Sicht zu betrachten, ist ein schwieriges Unterfangen. In diesem Büchlein wird dennoch versucht, die Perspektiven eines Arztes und die von Theologen der großen monotheistischen Religionen auf Leid und Sterben, zu dem auch „Un-Heil" gehört, zusammenzuführen und dabei den Blick auf das Leben zu richten – ein Leben in der festen Hoffnung auf das Heil und die Seligkeit bei Gott. Die Autoren wenden sich nicht nur an Ärzte und Seelsorger, sondern an alle Menschen, die mit dieser Thematik beruflich konfrontiert sind – dazu zählen vor allem die im Rettungs- und Sanitätsdienst, in den Hilfsorganisationen und Feuerwehren sowie in den Krankenhäusern, Alten- und Pflegeheimen tätigen Menschen, aber auch die Polizisten und Soldaten. Darüber hinaus wendet sich das Büchlein an alle Menschen, die sich mit diesen – besser doch *ihren* – letzten Dingen einmal bewusst auseinandersetzen wollen.

In den folgenden Kapiteln wird neben meiner ärztlichen Perspektive auch meine römisch-katholische Laiensicht deutlich werden (siehe dazu die Tafeln 1 - 3). Namhafte Theologen werden meine Beiträge dann aus ihrer jeweiligen Perspektive wesentlich ergänzen und unterbauen, wofür ich ihnen nochmals herzlich danke. Wer sich in einer Situation wiedererkennt oder unverstanden fühlt, dem sei versichert, dass es mir und allen Autoren fern liegt, irgendjemand bloßstellen oder verletzen zu wollen. Im Namen aller Autoren wünsche ich den Lesern grundsätzliches Wohlwollen und ein offenes Herz – und es wäre schön, wenn diese Büchlein einen kleinen Beitrag zur Besinnung und auch zur Erbauung leisten könnte.

H. A. Adams

Die Frage nach dem wichtigsten Gebot

Ein Schriftgelehrter... fragte ihn: Welches Gebot ist das erste von allen? Jesus antwortete: Das erste ist: *Höre, Israel, der Herr, unser Gott, ist der einzige Herr. Darum sollst du den Herrn, deinen Gott, lieben mit ganzem Herzen und ganzer Seele,* mit all deinen Gedanken *und all deiner Kraft.* Als zweites kommt hinzu: *Du sollst deinen Nächsten lieben wie dich selbst.* Kein anderes Gebot ist größer als diese beiden.

Tafel 1: Die zeitlose Frage nach dem wichtigsten Gebot – und die zeitlos gültige Antwort in Mk 12,28-31 [1].

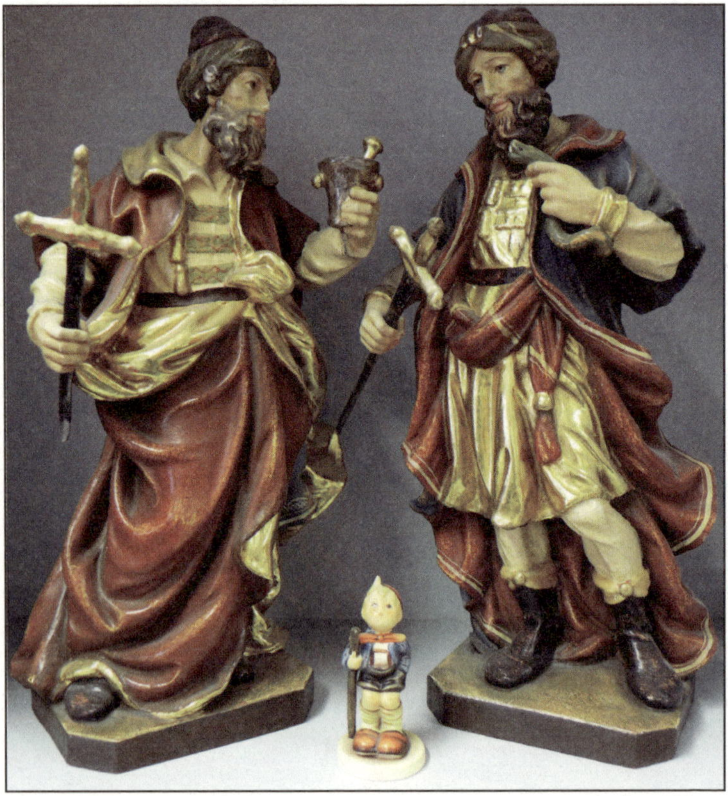

Tafel 2: Die Heiligen Cosmas und Damian, Schutzpatrone der Ärzte und Apotheker.

Confiteor

Confiteor Deo omnipotenti
et vobis, fratres,
quia peccavi nimis cogitatione, verbo, opere et omissione:
mea culpa, mea culpa,
mea maxima culpa.

Ideo precor
beatam Mariam semper Virginem,
omnes Angelos et Sanctos,
et vos, fratres,
orare pro me ad Dominum Deum nostrum.

Das Schuldbekenntnis

Ich bekenne Gott, dem Allmächtigen,
und allen Brüdern und Schwestern,
dass ich Gutes unterlassen und Böses getan habe.

Ich habe gesündigt in Gedanken, Worten und Werken
durch meine Schuld, durch meine Schuld, durch meine große Schuld.

Darum bitte ich die selige Jungfrau Maria,
alle Engel und Heiligen,
und Euch, Brüder und Schwestern,
für mich zu beten bei Gott, unserem Herrn.

Tafel 3: Das Confiteor oder Schuldbekenntnis [3] – niemand ist frei von Schuld und jeder bedarf der Vergebung.

Literatur

3. http://www.oblatengemeinschaft.abtei-ottobeuren.de/printable/grundgebete/das-schuldbekenntnis.php (am 01.03.2015)

Der Arzt im Spannungsfeld von Leid, Sterben und Leben

Arzt, Notarzt, Intensivmediziner – einleitende Gedanken

Was unterscheidet den *Arzt* vom *Mediziner*, wenn beide Begriffe doch oft synonym gebraucht werden? – ebenso wäre zu fragen, was den Seelsorger vom bloßen Theologen und den Lehrer vom abstrakten Pädagogen unterscheidet.

Die klassische Universität kannte vier Fakultäten: Theologie, Philosophie, Medizin und Jurisprudenz. Während die Jurisprudenz primär gesellschaftlich-ordnende Funktionen hat, sind die anderen Fächer Wissenschaften vom Menschen, deren Vertreter – ihre fachliche Kompetenz ohne weiteres vorausgesetzt – erst durch innere Zuwendung (Empathie) zum Helfer und Freund der ihnen anvertrauten Menschen werden. Die dazu erforderlichen menschlichen Qualitäten hat schon der Apostel Paulus in Römer 12,15 beschrieben [1]:

„Freut euch mit den Fröhlichen, und weint mit den Weinenden."

Ein wahrer Arzt wendet sich dem Patienten – vom Lateinischen patiens, patientis; für erduldend, erleidend [4] – ganzheitlich zu und wächst damit über den bloßen Mediziner hinaus. In der (Muster-)Berufsordnung für die in Deutschland tätigen Ärztinnen und Ärzte [5] finden sich einschlägige Vorgaben, die es nicht an der gebotenen Klarheit fehlen lassen:

„Aufgabe der Ärztinnen und Ärzte ist es, das Leben zu erhalten..., Leiden zu lindern, Sterbenden Beistand zu leisten...

Ärztinnen und Ärzte üben ihren Beruf nach ihrem Gewissen, den Geboten der ärztlichen Ethik und der Menschlichkeit aus...

Sie haben dabei ihr ärztliches Handeln am Wohl der Patientinnen und Patienten auszurichten..."

Der (Muster-)Berufsordnung ist darüber hinaus ein – alle Ärzte verpflichtendes – Gelöbnis vorangestellt (Tafel 4), das seinen Ursprung im Hippokratischen Eid hat. Hier sind zwei Sätze besonders beachtenswert:

- *„…gelobe ich, mein Leben in den Dienst der Menschlichkeit zu stellen"* – es heißt nicht „meine Arbeitszeit", was den ganzheitlichen Charakter des Arztberufs betont.
- „Die Erhaltung und Wiederherstellung der Gesundheit meiner Patientinnen und Patienten soll oberstes Gebot meines Handelns sein" – was nicht immer gelingen kann und Fragen aufwirft, die in diesem Büchlein zur Sprache kommen.

Gelöbnis

Für jede Ärztin und jeden Arzt gilt folgendes Gelöbnis:

„Bei meiner Aufnahme in den ärztlichen Berufsstand gelobe ich, mein Leben in den Dienst der Menschlichkeit zu stellen.

Ich werde meinen Beruf mit Gewissenhaftigkeit und Würde ausüben.

Die Erhaltung und Wiederherstellung der Gesundheit meiner Patientinnen und Patienten soll oberstes Gebot meines Handelns sein.

Ich werde alle mir anvertrauten Geheimnisse auch über den Tod der Patientin oder des Patienten hinaus wahren.

Ich werde mit allen meinen Kräften die Ehre und die edle Überlieferung des ärztlichen Berufes aufrechterhalten und bei der Ausübung meiner ärztlichen Pflichten keinen Unterschied machen weder aufgrund einer etwaigen Behinderung noch nach Religion, Nationalität, Rasse noch nach Parteizugehörigkeit oder sozialer Stellung.

Ich werde jedem Menschenleben von der Empfängnis an Ehrfurcht entgegenbringen und selbst unter Bedrohung meine ärztliche Kunst nicht in Widerspruch zu den Geboten der Menschlichkeit anwenden.

Ich werde meinen Lehrerinnen und Lehrern sowie Kolleginnen und Kollegen die schuldige Achtung erweisen. Dies alles verspreche ich auf meine Ehre."

Tafel 4: Das der (Muster-)Berufsordnung für die in Deutschland tätigen Ärztinnen und Ärzte [5] vorangestellte Gelöbnis.

Der Begriff *Arzt* findet sich auch im *Notarzt*, während der intensivmedizinisch tätige Arzt sich diesen Ehrentitel nicht erhalten konnte – mit dem *Intensivmediziner* hat sich hier leider kein eindeutig arztverwandter Begriff etabliert. Es wird noch darzustellen sein, wie sehr gerade der Patient auf der Intensivstation des Arztes und nicht nur des Mediziners bedarf.

Für die Entscheidung, den Arztberuf zu ergreifen, kommen vielerlei Gründe in Betracht. Ein guter Arzt wird seinen *Beruf* aber stets als *Berufung* begreifen und Aspekte wie die soziale Stellung oder das Einkommen dahinter zurückstellen.

Mich haben ein konkretes *Schlüsselerlebnis* und die ersten *Einsätze im Rettungsdienst* für den Arztberuf begeistert. Während meiner Fleischerlehre hatte sich ein Finger stark entzündet, und der Lehrmeister hatte mich zum Hausarzt – Dr. med. Paul Bauknecht, einem würdigen Vertreter seines Faches – geschickt, der den vereiterten Finger „vereiste", die Eiteransammlung mit einem Schnitt entleerte und mich mit einem Verband wieder zur Arbeit entließ. Ich war heilfroh, das Klopfen und den Schmerz nicht mehr zu spüren; „was für ein schöner Beruf" ging mir durch den Sinn. Das Übrige hat der ehrenamtliche Dienst im Deutschen Roten Kreuz, Ortsverein Ehrang, getan, wo ich am 1. Mai 1967 meine ersten Einsätze als Ersthelfer und Beifahrer im Rettungsdienst absolvierte und später zum *Transportsanitäter* ausgebildet wurde – Bezeichnungen wie Rettungssanitäter, Rettungsassistent oder Notfallsanitäter waren noch unbekannt.

Aus dieser Zeit steht mir der langjährige und hoch verdiente Chefarzt der Chirurgie des Marienkrankenhauses Trier-Ehrang, Dr. med. Paul Ganz, in fester Erinnerung. Ich entsinne mich, dass ich einmal aus dem elterlichen Fleischerbetrieb heraus als Beifahrer zu einem Rettungseinsatz mitgenommen wurde. Wir lieferten den Patienten in der chirurgischen Ambulanz ab. Wegen meiner doch recht verschmutzten Berufskleidung („Frischer Schmutz ziert den Soldaten" – die Betonung liegt auf frisch) hatte ich kein gutes Gefühl und stellte mich nach der Übergabe vor der Ambulanz an die Seite. Dr. Ganz kam aus der Ambulanz, sah mich stehen und sagte: „Es ist ja schön, dass du mithilfst, aber du musst dich umziehen – so geht es doch nicht."

Neben diesem menschlichen Takt im Umgang ist mir Dr. Ganz mit seinem Partner, dem Chefarzt der Anästhesie Dr. med. Paul Pilot, bis heute ein Vorbild reibungsloser Zusammenarbeit in der Notfallversorgung geblieben. Ich hatte nach der Schule – es muss nach meiner Gesellenzeit gewesen sein, als ich auf dem Weg zum Abitur war – Dienst mit dem Krankenwagen (so hieß es damals) und wurde zu einem Einsatz in ein Nachbardorf geschickt. Ein Kind war mit dem Fahrrad schwer gestürzt, es lag zuhause auf dem Bett, fast bewusstlos, blass, kaltschweißig, tief und schnell atmend (hyperventilierend), im schwersten Schock – der zu Hilfe gerufene Hausarzt hatte das Rote Kreuz alarmiert. Aufladen, schnellster Transport und Anmeldung im Krankenhaus über Funk waren ein Tun – das ist in diesem Fall heute noch richtig. Das Ganze aber allein, ohne zweiten Mann; daher wurde der Patient mit den Beinen nach vorn eingeladen und der Innenspiegel zur Beobachtung eingestellt, was zum Begriff *Spiegelrettung* geführt hat. Nach wenigen Minuten in schnellster Fahrt im Marienkrankenhaus angekommen versuchten zwei Assistenzärzte und ich, eine Vene zu punktieren, bis Dr. Ganz durch die Tür blickte. Er fragte nach dem Hämoglobin-Wert (der Konzentration des für den Sauerstofftransport erforderlichen Blutfarbstoffs als Maß des Blutverlustes), wir kannten ihn noch nicht, und er sagte nur: „Egal, sofort in den OP" – keine Frage nach irgendeiner weiteren Diagnostik (Ultraschall war noch unbekannt). Ich geriet in meiner Rotkreuzkleidung (der Dienst wurde in Uniform versehen) mit in den OP und sehe es noch lebendig vor mir: Es fiel kein Wort, nur das Geklirr der Instrumente, man hielt dem kräftig gebauten Dr. Ganz den Operationskittel und die Handschuhe hin, er ruckte förmlich hinein; derweil hatte jemand schon ein Desinfektionsmittel auf das Abdomen des Kindes geschüttet, ein großes Schlitztuch wurde darüber geworfen – und mir ging blitzartig durch den Sinn: „Das Kind hat doch gar keine Narkose." Weit gefehlt: Ein Blick von Dr. Ganz zum Kopfende, hinter dem Narkosebügel tauchte kurz der Kopf von Dr. Pilot auf, ein zustimmendes Nicken – und Hautschnitt. Mit der Eröffnung des Bauchraums trat rasch der Tod ein, die Bauchaorta (eine Hauptschlagader) war oberhalb der Nierenarterien durch Überdehnung gerissen; dafür gab es trotz allen Bemühens und so beispielhafter Zusammenarbeit keine Hilfe mehr.

Auf dem Weg zum Abitur war mir dann bewusst, dass für ein Medizinstudium gute Noten erforderlich sind – das war damals schon so. Wenn ich als Hochschullehrer bei den *Auswahlgesprächen* die Studienbewerber – mit meist besseren Noten als den meinen zu dieser Zeit – nach ihrer Motivation zum Studium frage, geben die jungen Menschen nur selten ein Schlüsselerlebnis an. Häufiger ist von „Interesse an der Funktion des Körpers und der Wissenschaft" oder auch der „sozialen Dimension der Medizin" die Rede, was aber wohl über die sozialen Netzwerke verteilt und zielgerichtet dargeboten wird. Die Aussage, dass ein bestimmtes ärztliches Vorbild den Ausschlag gegeben hat, ist die große Ausnahme. Im *Studium* mit seinen vielfältigen Zwängen und der unübersehbaren Verschulung ist es dann schwer, ein ärztliches Vorbild zu finden – zu rasch sind die Wechsel und zu gering die Kontaktzeiten mit konkreten Personen. Hier hat sich im Verlauf nur einer Generation ein tiefgreifender Wandel vollzogen; es bleibt die Hoffnung, dass auch die heutige Generation auf Ärzte stößt, die ihnen *Vorbild* sein können.

Mir steht aus meinem Medizinstudium an der Universität zu Köln eine ganze Reihe vorbildlicher akademischer Lehrer vor Augen – es seien nur die Professoren Friedrich Tischendorf (Anatomie), Robert Fischer (Pathologie), Rudolf Gross (Innere Medizin), Wilhelm Schink und Heinz Pichlmaier (Chirurgie), Günter Imhäuser (Orthopädie), Gerd Klaus Steigleder (Haut- und Geschlechtskrankheiten), Hellmut Friedrich Neubauer (Augenheilkunde), Fritz Wustrow (Hals-Nasen-Ohrenkrankheiten) und Werner Scheid (Neurologie) genannt. Sie haben ihre Vorlesungen nach Kräften persönlich gehalten und ließen sich kaum jemals vertreten – und damit nicht nur ihr Fachgebiet glaubwürdig dargestellt, sondern ihre Studenten ärztlich geprägt.

Promoviert habe ich bei Prof. Dr. med. Dieter Jetter, der den Lehrstuhl für Geschichte der Medizin an der Universität zu Köln innehatte, über das Thema „Deutsche Marinelazarette von den Anfängen bis heute. Zur Typologie eines Sonderkrankenhauses im Spannungsfeld medizinischer und politischer Entwicklung." Prof. Jetter verdanke ich die Suche nach sprachlicher Exaktheit und den Kontakt mit der Welt der Hospitalgeschichte. Dabei erfuhr ich gleichzeitig von dem hohen Anspruch, der auch im militärischen Bereich hinter diesen Bauten und den darin tätigen Menschen stand (Tafel 5).

Nichts, was die Kranken betrifft, muß der Gehülfe für gering achten. Jede Dienstleistung, mag sie noch so niedrig erscheinen und dafür gehalten werden, ist ehrenwerth und deshalb willig zu übernehmen, sobald sie einem kranken Kameraden erwiesen wird.

Tafel 5: Das Motto meiner Dissertation aus dem Jahr 1978 – aus dem „Leitfaden zum Unterricht der in der Königlich Preußischen Armee auszubildenden Lazareth-Gehülfen“ [6].

Unter meinen klinischen Lehrern habe ich vor allem Oberfeldarzt Dr. med. Jochen Heil, Oberfeldarzt Dr. med. Georg Overbeck und Oberstarzt Dr. med. Klaus-Dieter Lange zu danken, die mir im Bundeswehrzentralkrankenhaus Koblenz die ersten Schritte in der Anästhesie beigebracht haben. Der weitere Berufsweg wurde dann durch Prof. Dr. med. Gunter Hempelmann geprägt, der mir – gegen alle absehbare Wahrscheinlichkeit – nicht nur die Habilitation ermöglicht hat, sondern mir darüber hinaus zum Vorbild in klinischer und wissenschaftlicher Exaktheit, Organisation und Leistungsbereitschaft geworden ist. Seine hohe persönliche Leistungsbereitschaft war mit einem ebenso hohen Anspruch an seine Mitarbeiter verbunden, wobei die Übertragung einer Aufgabe stets auch ein Zeichen von Vertrauen und persönlicher Wertschätzung war. Für meine Habilitationsschrift habe ich ihm – nicht ohne Absicht – zwei Versionen für das Motto vorgelegt; mit dem gewählten bin ich heute noch zufrieden (Tafel 6).

Gib, dass ich tu' mit Fleiß, was mir zu tun gebühret,
wozu mich Dein Befehl in meinem Stande führet.
Gib, dass ich's tue bald, zu der Zeit, da ich soll,
und wenn ich's tu, so gib, daß es gerate wohl.

Was du immer kannst, zu werden,
Arbeit scheue nicht und Wachen;
aber hüte deine Seele
vor dem Karrieremachen.

Tafel 6: Oben das Motto meiner Habilitationsschrift aus dem Lied „O Gott, Du frommer Gott“ [7] von Johann Heermann (1585 - 1647) – darunter die Alternativversion aus dem Gedicht „Für meine Söhne“ [8] von Theodor Storm (1817 - 1888).

Ein kleiner Exkurs zur Ethik

In diesem Büchlein ist vielfach von *Ethik* – griechisch éthos; Sitte, Brauch [4] – die Rede, die philosophische Wissenschaft vom (richtigen) sittlichen Wollen und Handeln des Menschen. In unserem abendländisch-europäischen Kulturkreis reichen die Anfänge auf *Sokrates von Athen* zurück, der um 400 v. Chr. lebte und als erster Tugendethiker gilt – im arabischen, persischen, chinesischen und japanischen Kulturraum usw. wird das sicher anders gesehen. Sokrates war ein Zeitgenosse des ebenfalls griechischen Arztes *Hippokrates von Kos*, dem Stammvater der abendländischen Medizin, so dass Medizin und Ethik – obwohl die beiden Stammväter sich nicht kannten – in derselben Periode wurzeln.

Zu den ethischen Aspekten der Notfall- und Intensivmedizin biete ich seit über 15 Jahren ein Seminar für Studenten und Ärzte an, in dem oft heiß diskutiert wird und kaum jemand kalt bleibt. In diesem Seminar geht es explizit nicht um abstrakte ethische Diskussionen von Begriffen wie Gleichheit und Gerechtigkeit, zu dieser Höhe kann ich mich nicht aufschwingen, und es geht auch nicht um werbewirksame Botschaften im Stil eines Fernlehrgangs („Sie organisieren »Ethik« in Ihrer Institution“) – es geht hier nur um das (möglichst) richtige Handeln in konkreten Situationen.

Ethik – als Sitte und Brauch – besitzt offensichtlich eine *zeitliche und ethnische Dimension*, was jedoch häufig vergessen wird oder unbeachtet bleibt.

Wie oft werden geschichtliche Persönlichkeiten und Vorgänge aus heutiger Sicht bewertet, Straßen und Plätze umbenannt oder schriftliche Äußerungen moralinsauer kommentiert bis dahin, dass früher übliche Begriffe nur noch in Anführungszeichen genannt werden „dürfen“ und Kinderbücher umgeschrieben werden, um der politischen Korrektheit zu genügen. Da ist dann die zeitliche Dimension der Ethik verloren gegangen. Der Verlust der ethnischen Dimension zeigt sich, wenn letztlich fundamentalistische Vorstellungen – auch des so „aufgeklärten“ Westens – in anderen Kulturräumen notfalls mit Terror und im Gegenzug mit Waffengewalt durchgesetzt werden sollen.

Die viel wichtigere Frage aber ist: *Wer oder was sagt uns, wie wir handeln sollen?*

Rasch wird hier das *Gewissen* bemüht, eine individuelle Urteils- und Verpflichtungsinstanz, die aber eben individuell ist und daher grenzenlos manipuliert werden kann. Es ist davon auszugehen, dass so furchtbare Menschen wie Adolf Hitler, Josef Stalin, Pol Pot oder Ratko Mladić bei ihren Gräueltaten kein schlechtes Gewissen hatten; ihr „gutes Gewissen" ist vielfach belegt – damit stellt sich die Frage nach dem Maßstab, dem sicheren Gewissensanker. Danach frage ich im Seminar, ich frage nach Humanismus, allgemeiner Religiosität, nach monotheistischer Religion, was Juden, Christen und Muslime doch verbindet – und dann weise ich durchaus locker, aber bestimmt darauf hin, dass ich als römisch-katholischer Christ den Vorteil habe, im Zweifel nach Rom schauen zu können, um zu sehen, was Kirche und Papst lehren (Tafel 7).

Glaube

Fest soll mein Taufbund immer stehn, ich will die Kirche hören.
Sie soll mich allzeit gläubig sehn, und folgsam ihren Lehren.
Dank sei dem Herrn, der mich aus Gnad in seine Kirch berufen hat;
nie will ich von ihr weichen!

Tafel 7: Die alte Textversion des bekannten Liedes, die ich mit Andacht und Bedacht singe [9].

Es wird den jungen Menschen heute nicht leicht gemacht, sich Vorbilder und einen Maßstab für ihr persönliches Handeln zu suchen. Nach meiner Auffassung können *Religion, Familie, Beruf und Staat* – freilich in abfallender Reihenfolge – dem Menschen Halt geben. Diese Faktoren werden aber zusehends relativiert, relativieren sich selbst oder werden bewusst und überhaupt in Frage gestellt. Der kirchliche Einfluss in der Gesellschaft und damit die *Versuchung zum Guten* schwinden, von alltäglichen Anfeindungen der Kirche ganz zu schweigen – die intakte Familie droht zur Ausnahme zu werden, vor allem die Kinder müssen mit den Brüchen leben – der Beruf wird vielfach nicht mehr als Berufung, sondern als Mittel zum Zweck verstanden – der Staat hat sich aus seiner erzieherischen Vorbild- und Leitfunktion weit zurückgezogen. Vorbei die Zeit, als der heute so gescholtene „Obrigkeitsstaat" – in Preußen tief protestantisch geprägt – die Richtung vorgab: „Semper idem" (Immer das Gleiche, im Sinne der Gerechtigkeit); „Suum cuique" (Jedem das Seine, so steht es immer noch auf dem Barettabzeichen der Feldjägertruppe der Bundeswehr); „Üb immer Treu und Redlichkeit" (Tafel 8), wie es vom Turm der Potsdamer Garnisonskirche klang; „Charakter geht vor Leistung" (ein Leitsatz der Reichsmarine, der heute eher ins Gegenteil verkehrt wird) und „Mehr sein als scheinen" – Zeugen einer fast schon untergegangenen Zeit.

Der alte Landmann an seinen Sohn

Üb immer Treu' und Redlichkeit
bis an dein kühles Grab,
und weiche keinen Finger breit
von Gottes Wegen ab!

Dann wirst du wie auf grünen Au'n
durch's Pilgerleben gehn;
dann kannst du sonder Furcht und Graun
dem Tod' ins Auge sehn.

Dann wird die Sichel und der Pflug
in deiner Hand so leicht;
dann singest du beim Wasserkrug'
als wär' dir Wein gereicht.

Dann suchen Enkel deine Gruft,
und weinen Tränen drauf,
und Sommerblumen, voll von Duft,
blühn aus den Tränen auf.

Tafel 8: „Üb immer Treu und Redlichkeit" von
Ludwig Christoph Heinrich Hölty (1748 - 1776) – nach [10].

Auch wenn in der Folge dieser Entwicklung vielfach das *Ich* und die *persönliche Autonomie* – teils bis zur Vergötzung („Mein Bauch gehört mir") – in den Vordergrund treten und der *Hedonismus*, das Streben nach Lust [4], die Gesellschaft zu beherrschen scheint, ist doch kein allgemeiner Kulturpessimismus angezeigt. Das habe ich in so mancher Notsituation erlebt, exemplarisch bei zwei Gelegenheiten, die ich kurz schildern will:

- Ich war in Frankfurt am Main, gut gekleidet mit neuem Mantel, auf dem Weg vom Hauptbahnhof zu einem Termin, als ich eine Gruppe verwahrloster Gestalten bemerkte, die sich um einen am Boden liegenden jungen Mann kümmerte – offensichtlich waren es Drogenabhängige. Vor dem Weitergehen hat mich das Beispiel vom barmherzigen Samariter bewahrt (Tafel 9); es ging mir durch den Sinn: „Er sah ihn und ging vorüber – das kannst du nicht machen." Ich blieb also stehen, legte den Mantel über den Koffer und sagte: „Ich bin Arzt und helfe euch, aber wenn meine Klamotten geklaut werden, bleibe ich nie wieder stehen." Gemeinsam brachten wir den Patienten in die stabile Seitenlage, ein orientalischer Gemüsehändler schob zum Schutz etwas Pappe unter den Kopf, unter sachkundiger Assistenz eines erfahrenen Drogenabhängigen punktierte ich nach Eintreffen des Rettungswagens eine schon stark strapazierte Vene, injizierte ein Gegenmittel (Naloxon) und übergab den Patienten an den nachrückenden Notarzt – das alles in der Hocke oder kniend. Als ich aufstand und meinen Koffer nehmen wollte, griff eine Hand von unten energisch nach Koffer und Mantel: „Das bleibt stehen, das gehört dem Doktor."
- Ein ähnlich schönes Bespiel habe ich auch mit zwei „Glatzen" in Bomberjacke und Kampfstiefeln erlebt, mit denen ich in Dresden in aller Ruhe – zusammen mit der Polizei – einen Mann versorgen konnte, der bei einem innerstädtischen Autounfall durch die Frontscheibe geschleudert worden war und eine Schädelverletzung mit Gehirnblutung (ein epidurales Hämatom) erlitten hatte.

Das Beispiel vom barmherzigen Samariter

Da stand ein Gesetzeslehrer auf, und um Jesus auf die Probe zu stellen, fragte er ihn: Meister, was muss ich tun, um das ewige Leben zu gewinnen? Jesus sagte zu ihm: Was steht im Gesetz? Was liest du dort? Er antwortete: *Du sollst den Herrn, deinen Gott, lieben mit ganzem Herzen und ganzer Seele, mit all deiner Kraft* und all deinen Gedanken und: *Deinen Nächsten sollst du lieben wie dich selbst.* Jesus sagte zu ihm: Du hast richtig geantwortet. Handle danach und du wirst leben. Der Gesetzeslehrer wollte seine Frage rechtfertigen und sagte zu Jesus: Und wer ist mein Nächster?

Darauf antwortete ihm Jesus: Ein Mann ging von Jerusalem nach Jericho hinab und wurde von Räubern überfallen. Sie plünderten ihn aus und schlugen ihn nieder; dann gingen sie weg und ließen ihn halb tot liegen. Zufällig kam ein Priester denselben Weg herab; er sah ihn und ging weiter...

Tafel 9: In Lk 10,25-31 [1] geht es um tätige Nächstenliebe, nicht um überspannte Übernächstenliebe. Aus meiner Kindheit habe ich im Ohr: „Er fiel unter die Räuber... Er sah ihn und ging vorüber" – ungleich plastischer, vom Volksmund sprichwörtlich übernommen und gern zitiert.

Es darf wohl gesagt werden und wird durch viele ähnliche Ereignisse bestätigt: Wenn es darauf ankommt, dann klappt es doch ganz gut – das Weltenende steht also nicht unmittelbar bevor. Für die heutige Generation, der – von persönlichen Schicksalen abgesehen – Krieg, Elend und allgemeine gesellschaftliche Not erspart geblieben sind, kann ein Blick in die Vergangenheit jedoch nur nützlich sein, dies auch eingedenk der Mahnung im Buch Kohelet (1,9) des Alten Testaments [1]:

„Was geschehen ist, wird wieder geschehen, was man getan hat, wird man wieder tun: Es gibt nichts Neues unter der Sonne."

Die Begriffe *Menschlichkeit* und *menschlich* sind gemeinhin positiv besetzt und werden auch in diesem Büchlein in diesem Sinne benutzt; letztlich stellt dies aber eine Verkürzung dar. Es gibt eine Unzahl von geschichtlichen und literarischen Dokumenten über größte *(Un)menschlichkeit im niedrigsten Sinne* mit allem Schrecken und aller Niedertracht – auch das ist unbestreitbar eine Ausprägungsform des Menschlichen. Dazu ist mir eine Szene aus der Folge

„In Schmerzen geboren" der Fernsehserie „Tatort" vom Oktober 2014 in Erinnerung, in der es sinngemäß hieß: „Der Mensch sinkt nicht etwa nur auf die Stufe des Tieres hinab, nein, er sinkt im Fall des Falles noch unter diese Stufe." Furchtbare Namen wie Auschwitz-Birkenau, Lidice, Oradour, My Lai und Srebrenica müssen im Bewusstsein bleiben, sind aber bei vielen jüngeren Menschen bereits ganz oder teilweise in Vergessenheit geraten – bei Nachfragen im Hörsaal ist allenfalls noch Auschwitz bekannt. Es ist aber auch größte *Menschlichkeit im besten Sinne* dokumentiert, die ahnen lässt, wie groß Gottes Liebe, Güte, Barmherzigkeit und Herrlichkeit sein müssen, wenn sie so in das menschliche Leid hineinleuchten können – und das Reich Gottes gerade im Elend aufscheint und aufblitzt, wo Menschen ihr Leben nicht einfach *verlieren*, sondern *(her)geben* oder *lassen*.

Der Mensch kann in Extremsituationen in besonderem Maß über sich hinauswachsen, ohne dass dies herbeigesehnt werden darf.

So soll die Bordkapelle der „Titanic" beim Untergang des Schiffes am 15. April 1912 bis zuletzt gespielt haben, am Ende den Choral „Näher mein Gott zu Dir" – eine Legende vielleicht, aber doch herzerwärmend und ein Hinweis darauf, dass die Musiker vorbildlich ausgehalten und ihre Pflicht getan haben. Andere Episoden sind besser belegt und zeigen, dass auch in letzten und verzweifelten Situationen das Gute im Menschen siegen kann – so auch im Kessel von Stalingrad im Januar 1943; hier hat Pfarrer Josef Kayser über die Übergabe des Hauptverbandplatzes der 76. Infanteriedivision berichtet [11]:

„Ich blieb zurück im ‚Nachtigallental' Rossoschka bei den Sterbenden… Mitte Januar kam plötzlich der Schreckensruf: ‚Die Russen kommen!' Alles, was noch irgend konnte, flüchtete in Richtung Pitomnik. Ich konnte meine Kameraden nicht im Stich lassen. Ich dachte natürlich, jetzt ist es vorbei. Ich ging nicht weg, sondern auf die Russen zu. Die 5 Jungen legten auf mich an. Ich machte eine großes Kreuzzeichen und schrie ihnen auf russisch zu: ‚Ich bin Priester, Christus ist auch im Kriege auferstanden!' Da schmissen sie ihre Maschinenpistolen weg. Immer noch erwartete ich einen Schuß. Da fielen sie mir um den Hals und küssten mich, rechte Backe, linke Backe und den Mund und sagten: ‚Er ist wahrhaftig auferstanden!' Und alles, was

floh, kriegte einen Rückenschuß. Und dann ging ich zu den Kameraden hin und gab ihnen die Krankenölung, und wenn ich ein Kreuzzeichen machte, machten es die Russen auch. Dann führten sie mich weg."

Der russische Ostergruß *Christos woskres* und die Antwort *Woistinu woskres* („Christus ist auferstanden" – „Er ist wahrhaftig auferstanden") waren auch im Dunkel des Zweiten Weltkriegs nicht vergessen.

Ein ähnliches Zeichen menschlicher Größe wird aus dem Feldzug Napoleons in Russland im Jahr 1812 berichtet (zitiert nach [12]):

„In Wjamsa begegnete Leutnant Radoschizkij, der den zurückweichenden Franzosen folgte, einer russischen Frau, die von einem französischen Oberst und seiner Frau für ihr Baby als Amme angestellt worden war. Beide Eltern waren dann in den Gefechten umgekommen, sie aber hatte sich und das Kind retten können. «Er ist ja nur ein kleiner Franzose, wozu die Mühe?» fragte der Leutnant. «Oh, wenn Sie wüßten, wie gut und freundlich diese Herrschaft zu mir war», antwortete sie. «Ich lebte bei ihnen, als seien sie meine eigene Familie. Wie soll ich ihr armes Waisenkind nicht lieben? Ich werde es nicht im Stich lassen, und nur der Tod kann uns trennen!»."

In meinen Ethikseminaren benutze ich regelmäßig solche Beispiele, um junge Ärzte auf die *Gelegenheit zum Guten* hinzuweisen. Auf der letzten Folie des Seminars zitiere ich aus dem „Hauptmann von Köpenick" [13] von Carl Zuckmayer (1896 - 1977):

„De innere Stimme. Da hatse jesprochen... Und denn, denn stehste vor Gott, dem Vater... der allens jeweckt hat... und der fragt dir ins Jesichte: Willem Voigt, wat haste jemacht mit dein Leben? Und da muß ick sagen – Fußmatte... Die hab ich jeflochten im Jefängnis, und denn sind se alle druff rumjetrampelt... Det sagste vor Gott... Aber der sagt zu dir: Jeh wech! sagt er! Ausweisung! sagt er! Dafür hab ich dir det Leben nich jeschenkt, sagt er!... und denn ist wieder nischt mit de Aufenthaltserlaubnis... Aber so knickerisch... möcht ich mal nicht vor mein Schöpfer stehn."

Die Kernfrage *„wat haste jemacht mit dein Leben?"* trifft jeden von uns. Dann fällt es nicht schwer, den Übergang zum Evangelisten Matthäus (Mt 6,19) zu finden und deutlich zu machen, wie leicht unvergängliche Schätze doch gerade im Beruf des Arztes und allen den Menschen zugewandten Berufen zu erwerben sind [1]:

„Sammelt euch nicht Schätze hier auf der Erde, wo Motte und Wurm sie zerstören und wo Diebe einbrechen und sie stehlen, sondern sammelt euch Schätze im Himmel, wo weder Motte noch Wurm sie zerstören und keine Diebe einbrechen und sie stehlen."

Schöner und eingängiger habe ich die Version meiner Kindheit im Ohr: „Sammelt euch Schätze im Himmel, wo weder Rost noch Motten sie zerfressen."

Charakteristika der Notfallmedizin und Intensivmedizin

Die Notfallmedizin und die Intensivmedizin bilden gesonderte ärztliche Arbeitsfelder, auch wenn sie aus guten Gründen keine eigenen Fachgebiete sind. Sie sind aber eng miteinander verbunden, weil im Zentrum beider Bereiche die Behandlung von Notfällen steht. Ein *Notfall* im medizinischen Sinne ist ein plötzliches einsetzendes Ereignis, das zu einer unmittelbaren Gefährdung des Lebens (vital bedrohlicher Notfall) oder der Gesundheit des Patienten führt und daher sofortiges zielgerichtetes Eingreifen erfordert. Trotz dieser Gemeinsamkeit gibt es einen wichtigen Unterschied:

- Bei *innerklinischen Notfallsituationen*, insbesondere auf der *Intensivstation*, herrscht zur Verhütung von bedrohlichen Folgeschäden zwar der gleiche Zeitdruck wie bei außerklinischen Notfallsituationen, die Maßnahmen erfolgen aber regelmäßig in einem überschaubaren und beschützten Rahmen. Eine wichtige Konsequenz ist die rechtzeitige Auseinandersetzung mit dem Willen des Patienten und den therapeutischen Optionen sowie mit den daraus folgenden vorsorglichen Entscheidungen – darauf wird im Kapitel „Intensivmedizin" eingegangen.
- In der *Notfallmedizin* und insbesondere im *Rettungsdienst* stellt sich die Situation dagegen häufig anders dar, und es werden zusätzliche Anforderungen gestellt. Außerklinische Notfallsituationen sind durch die Unvorhersehbarkeit und Einmaligkeit des Ereignisses und damit durch den Zwang zum raschen Handeln in einer immer neuen Situation gekennzeichnet, was zusätzliche Anforderungen an die Helfer stellt – diese Problematik wird im Kapitel „Notfallmedizin" aufgezeigt.

Das allgemeine Ziel und die Grenzen der Notfall- und Intensivmedizin

Die *Option für das Leben* ist das ethische Leitprinzip der Notfall- und Intensivmedizin.

Der Arzt soll Leben erhalten und Leiden lindern – und, wo es geboten ist, den Sterbenden Beistand leisten [5]. Das Wohl des Patienten ist die allgemeine Leitlinie, die in den Grenzbereichen von Leben und Tod jedoch nicht immer klar zu erkennen ist. Zu den schwierigsten ethischen Fragen zählt in diesem Zusammenhang die Frage nach dem eigentlichen Ziel der Wiederbelebung (Reanimation) und der anderer lebenserhaltender Maßnahmen. Dazu vertrete ich die Auffassung [14]:

Das Ziel der Reanimation und aller notfall- und intensivmedizinischen Maßnahmen ist das selbstbewusste und möglichst auch selbstbestimmte Leben des Patienten.

Die Bedeutung der Selbstbestimmung habe ich abgeschwächt, weil sie bei bestimmten neurologischen Erkrankungen wie der Amyotrophen Lateralsklerose (ALS; eine zunehmende Lähmung der Skelettmuskulatur) bis zur vollständigen Hilflosigkeit schwinden kann, während das *sich seiner selbst bewusst sein* erhalten bleibt (siehe auch Kapitel „Intensivmedizin").

Der oben stehende Satz hat durchaus Kritik im Sinne einer unzulässigen Überbewertung des *sich seiner selbst bewusst zu sein* erfahren; ich stehe mit meiner Bewertung aber nicht allein. So hat sich der Freiburger Moraltheologe Prof. Dr. Eberhard Schockenhoff, der mit einem wichtigen Kapitel zu diesem Büchlein beiträgt, wie folgt zum Ziel der ärztlichen Behandlung geäußert (zitiert nach [15], vgl. [16]):

„Medizinische Maßnahmen, die in keiner Weise mehr der Heilung, sondern nur noch der Verhinderung des Sterbens dienen, indem sie den bereits verfügten Tod künstlich hinauszögern, fallen nicht mehr unter das Gebot des Lebensschutzes. Ebenso wenig lässt sich eine Pflicht zur Weiterführung einer aussichtslos gewordenen Behandlung begründen, wie sie manche Mediziner, um die Grenzen zur aktiven Euthanasie nicht zu verwischen, früher vertreten haben. Wenn eine

Behandlung nicht mehr der Wiederherstellung der Gesundheit oder wenigstens der ansatzweisen Erhaltung der Kommunikationsfähigkeit und eines bewusst erlebten personalen Eigendaseins des Patienten dient, ist ihre Weiterführung nicht mehr zu rechtfertigen. Das Absetzen der Behandlung muss auch dann, wenn damit – wie bei der maschinellen Dauerbeatmung – der unmittelbare Todeseintritt verbunden ist, als Ende der künstlichen Verhinderung des Todes und nicht als seine eigentliche Ursache betrachtet werden ... Wo die Grundkrankheit längst zum sicheren Tod geführt hätte und die begonnene Therapie nur noch unnötiges Leiden verursacht, gebietet vielmehr die Achtung vor der Würde des Sterbenden ihren Abbruch."

Diese Aussagen knüpfen an die – unverändert gültigen und unübertroffenen – Antworten von Papst Pius XII. auf Fragen des Innsbrucker Anästhesisten Dozent Dr. Bruno Haid aus dem Jahr 1958 [17] an (Tafel 10).

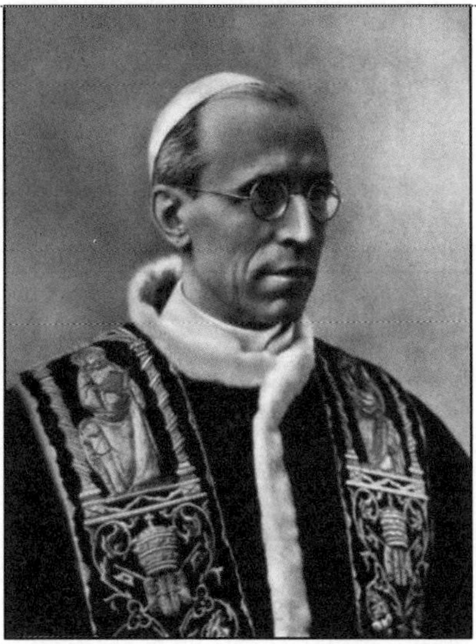

Ist die Anwendung betäubender Mittel erlaubt für Sterbende oder für Kranke in Todesgefahr...? Kann man von ihnen Gebrauch machen, selbst wenn die Abschwächung des Schmerzes wahrscheinlich mit einer Abkürzung des Lebens verbunden ist?

Wenn keine anderen Mittel vorhanden sind und wenn es in den gegebenen Umständen die Erfüllung anderer religiöser und sittlicher Pflichten nicht hindert: Ja.

Hat der Anaesthesist das Recht oder sogar die Verpflichtung, in allen Fällen tiefer Bewußtlosigkeit, auch in solchen, die nach dem Urteil eines sachkundigen Arztes hoffnungslos sind, von den neuzeitlichen Geräten für künstliche Atmung – selbst gegen den Willen der Familie – Gebrauch zu machen?

Für die gewöhnlichen Fälle wird man zugeben, daß der Anaesthesist das Recht hat, so zu handeln; daß er aber nicht dazu verpflichtet ist...

Kann der Arzt das Atemgerät entfernen, bevor der Kreislauf endgültig zum Stillstand kommt? – Darf er das wenigstens dann, wenn der Kranke bereits die Heilige Ölung empfangen hat?

Wie Wir schon darlegten, ist der erste Teil dieser Frage zu bejahen. Wenn die Heilige Ölung noch nicht gespendet wurde, versuche man die Atemtätigkeit noch zu verlängern, bis es geschehen ist.

Tafel 10: Antworten von Papst Pius XII. auf Fragen des Innsbrucker Anästhesisten Bruno Haid [17].

Nach diesen Sätzen – deren Beachtung keineswegs christlichen Glauben, sondern lediglich vernunftgemäße Betrachtung im Sinne des Naturrechts voraussetzt – ist eine Schmerztherapie um den Preis der Lebensverkürzung ebenso erlaubt wie die Unterlassung oder Beendigung einer Beatmungstherapie. Eine Verlängerung der

Beatmung kann bei analoger Betrachtung nicht nur bis zum Empfang der Krankensalbung erfolgen, sondern auch mit der Intention, anreisenden Angehörigen noch die Gelegenheit zum Abschied zu geben (siehe Kapitel „Intensivmedizin").

Im Zusammenhang mit diesen Therapieentscheidungen geht es häufig um den Begriff der *Lebensqualität* und damit um die *Wertung der Lebensumstände.* Hier tut sich ein weites Feld auf - denn wo der Begriff „lebenswert" benutzt wird, wird der Gegenbegriff „lebensunwert" impliziert. Wer will die Lebensqualität eines alten Menschen ermessen, der zwar die Wohnung nicht mehr verlassen kann, aber im Sessel sitzt, die Zeitung liest oder fernsieht? Auch eine starre Altersgrenze scheidet als alleiniges Entscheidungskriterium aus - es kommt stets auf die Gesamtbewertung der Lebensumstände an.

Der deutsche Arzt Christoph Wilhelm Hufeland hat sich in diesem Zusammenhang im Jahr 1806 wie folgt geäußert (zitiert nach [18]): Der Arzt

„soll und darf nichts anders thun, als Leben erhalten; ob es ein Glück oder Unglück sey, ob es Werth habe oder nicht, dies geht ihn nichts an, und maßt er sich einmal an, diese Rücksicht in sein Geschäft mit aufzunehmen, so sind die Folgen unabsehbar, und der Arzt wird der gefährlichste Mensch im Staate; denn ist einmal die Linie überschritten, glaubt sich der Arzt einmal berechtigt, über die Nothwendigkeit eines Lebens zu entscheiden, so braucht es nur stufenweise Progressionen, um den Unwerth, und folglich die Unnöthigkeit eines Menschenlebens auch auf andere Fälle anzuwenden."

Dieser Rat wurde lange beherzigt, bis in der Zeit des Nationalsozialismus die aktive Tötung „lebensunwerten Lebens" und von „Ballastexistenzen" durchaus offiziell auf den Plan trat [19]. Der „Aktion T 4" [20], benannt nach dem Sitz der zuständigen Sonderverwaltung in der Berliner Tiergartenstraße 4, und sonstigen Maßnahmen („wilde Euthanasie") fielen - vor allem in den Jahren 1940 und 1941 - zahlreiche geistig und körperlich Behinderte aller Altersstufen, darunter viele Kinder, zum Opfer. Sie wurden in speziellen Tötungsanstalten sowie zahlreichen „Kinderfachabteilungen" mittels Giftgas (CO; Kohlenstoffmonoxid), durch Nahrungsentzug (es gab eine spezielle „Diät") und Überdosierung von Medikamenten usw. getötet. Die Gesamtzahl der Opfer ist unbekannt; Schätzungen reichen bis zu mehreren Hunderttausend Menschen [21].

Die Tötungen erfolgten aus „eugenischen", „rassehygienischen" oder „kriegswirtschaftlich-ökonomischen" Gründen [20] - wobei der Begriff der *Eugenik* schon seit dem Ende des 19. Jahrhunderts, und das nicht nur in Deutschland, weite Verbreitung gefunden hatte. Einen Grundstein zu den Krankentötungen hatte das „Gesetz zur Verhütung erbkranken Nachwuchses" vom 14. Juli 1933 gelegt, das im In- und Ausland auf teilweise begeisterte Zustimmung gestoßen war. „Germany is the first of the world's major nations to enact a modern eugenical sterilization law for the nation as a unit" [22] - und auch so renommierte Zeitschriften wie das „New England Journal of Medicine" (NEJM) und das „Journal of the American Medical Association" (JAMA) sparten nicht an einschlägigen Beiträgen (Übersicht siehe [23]). Eugenik gehörte offensichtlich zur vorherrschenden wissenschaftlichen Richtung, dem *Mainstream* - und es sollte auch den heutigen Forschern bewusst sein, dass ihre Arbeit von nachfolgenden Generationen ggf. kritisch bewertet oder abgelehnt wird.

Die „Kinder-Euthanasie" [24] geht auf das Gesuch der Eltern eines schwer behinderten Säuglings an die „Kanzlei des Führers" zurück, ihrem Kind den *Gnadentod* zu ermöglichen. Während die konkrete Fragestellung noch menschlich nachvollziehbar erscheint, führte die darauf folgende behördliche Verselbstständigung zur geplanten Erfassung und Tötung von körperlich oder geistig behinderten Kindern. Die „Erwachsenen-Euthanasie" geht dagegen auf den „Gnadentod-Erlass" Adolf Hitlers zurück, der - datiert auf den Tag des Kriegsbeginns am 1. September 1939 - lautet [20]:

„Reichsleiter Bouhler und Dr. med. Brandt sind unter Verantwortung beauftragt, die Befugnisse namentlich zu bestimmender Ärzte so zu erweitern, dass nach menschlichem Ermessen unheilbar Kranken bei kritischster Beurteilung ihres Krankheitszustandes der Gnadentod gewährt werden kann."

Es ist bemerkenswert, wie die - durch die Folgen hinreichend belegte - tatsächliche Absicht in diesem Text beschönigt und umschrieben worden ist. Ein heutiger Gesetzgeber hätte Mühe, diese Wortwahl zu vermeiden.

Die zentrale Tötung der Erwachsenen musste ab dem August 1941 eingestellt werden, weil die Widerstände in der Öffentlichkeit – hier ist insbesondere der Bischof von Münster und spätere Kardinal Clemens August Graf von Galen zu nennen – zu groß geworden waren. Dezentrale Tötungen von Erwachsenen und die Tötung von Kindern hat es jedoch weiter gegeben.

Leider muss es gewagt werden, den Bogen in die Gegenwart zu schlagen. Beginnend in den Niederlanden im Jahr 2001 [25] und danach in Belgien im Jahr 2002 ist die *aktive Sterbehilfe* – unter genau vorgegebenen Bedingungen – dort gesetzlich erlaubt. Eine entsprechende Regelung hat in Luxemburg im Jahr 2008 zu einer Staatskrise geführt, weil Großherzog Henri das Gesetz aus Gewissensgründen nicht bestätigen wollte; in der Folge wurde die Verfassung geändert [26]. Mittlerweile ist die aktive Sterbehilfe in den Niederlanden breit etabliert [27]:

„Sechs sogenannte mobile Teams aus Den Haag können ab dem 1. März (Ergänzung des Autors: 2012) *in den Niederlanden landesweit ambulante Sterbehilfe leisten. Wie die Niederländische Vereinigung für ein freiwilliges Lebensende (NVVE) mitteilte, sollen jeweils ein Arzt und ein Pfleger die Betroffenen zu Hause aufsuchen und dort die Sterbehilfe vornehmen. Außerdem will die NVVE in Den Haag eine Sterbeklinik einrichten, in der jährlich rund 1 000 Niederländer Sterbehilfe in Anspruch nehmen könnten. Es wäre möglich, innerhalb von drei Tagen die Euthanasie dort vorzunehmen... Bisher findet das lebensbeendende Handeln vorwiegend zu Hause statt. Von den 2 331 im Jahr 2008 gemeldeten Fällen wurde die Lebensbeendigung auf Verlangen in 2 083 Fällen vom Hausarzt durchgeführt."*

Die Hannoversche Allgemeine Zeitung berichtete dann am 4. März 2013 unter dem Titel *„Willst du nicht mehr leben, ruf 117 an"* über die niederländische Praxis. Danach sind inzwischen 17 mobile Teams unterwegs. Im Jahr 2012 lag das mittlere Alter der über 500 getöteten Menschen bei 76 Jahren. Der Tod wird durch Injektion oder orale Zufuhr von Medikamenten („Cocktail") herbeigeführt; unter den Getöteten befanden sich auch demente Patienten sowie ein psychisch kranker Patient. In Belgien wurde im Jahr 2014 darüber hinaus auch die aktive Sterbehilfe bei Kindern „legalisiert".

Es stellt sich die Frage nach den Beweggründen dieser Praxis. „Eugenische“, „rassehygienische“ oder „ökonomische“ Gründe sind auszuschließen; in der Argumentation stehen das Recht auf Selbstbestimmung (die persönliche Autonomie – bis hin zur Vergötzung) und die Euthanasie (das „schöne Sterben“) im Mittelpunkt.

Bezüglich des Rechts auf *Selbstbestimmung* sollen hier keine detaillierten Bedenken angeführt werden, aber einige Hinweise seien erlaubt. Wer alte und sehr alte Menschen kennt, der hat schon oft Äußerungen gehört, die einen Todeswunsch erkennen lassen – aber wie zweifelhaft ist doch dieser Wunsch, und wie viele Interessen, auch der Angehörigen, können hineinspielen? Und wie groß ist doch die Gefahr, dass dem rasch, zu rasch nachgegeben wird – oder gar ein „Mobbing zum Tode“ [25] einsetzt? Geradezu perfide mutet aber die Auswahl und Propagierung der Telefonnummer „117“ an – in direkter Nähe zum europaweiten Notruf „112“ für Feuerwehr und Rettungsdienst.

Der Wunsch nach dem „schönen Sterben“ ist nur zu verständlich, aber auch er hat viele Seiten. Wer wollte nicht sanft einschlafen; aber soll es plötzlich sein, oder soll noch Zeit zur Besinnung und zum Abschied bleiben? Wie weit kann und darf der Mensch hier entscheiden? Im Christentum wird um eine gute Sterbestunde und den Schutz vor einem jähen und unvorbereiteten Tod gebetet – in jedem Ave Maria heißt es:

„Heilige Maria, Mutter Gottes, bitte für uns Sünder jetzt und in der Stunde unseres Todes. Amen.“

Wer einmal das Sterben eines Menschen als langsamen und quälenden Prozess erlebt hat, hat auch das „schnelle Ende“ herbeigewünscht und vielleicht darum gebetet. Dass Menschen unter quälenden Schmerzen sterben, kann mit den Mitteln der heutigen Palliativmedizin regelmäßig vermieden werden – auch wenn damit eine Abkürzung des Lebens verbunden ist [17]. Was aber nicht vermieden werden kann, ist die oft quälend lange Konfrontation mit dem Leid – und es ist leicht erklärlich, dass die westliche („Spaß“)-Gesellschaft damit immer weniger zurechtkommt und das doch unvermeidliche Leid immer häufiger verdrängt. Aber hat nicht schon Ernst Neger im Mainzer Karneval gesungen [28]: *„Das Leben ist kein Tanzlokal, das Leben ist sehr ernst“*? – hier zeigt die

Fastnacht ihre nachdenkliche Seite. Auch der US-amerikanische Science-Fiction-Film „Soylent Green" aus dem Jahr 1973, der sich mit der zunehmenden Zerstörung der Umwelt und ihren Folgen befasst, hat ein frühes Mahnzeichen gesetzt: Ein alter Mann, Salomon Roth, erwartet in einer eigens dafür vorgesehenen Einrichtung (siehe oben, es ist mittlerweile wahr geworden) die Todesspritze, wobei ihm zum 1. Satz aus Ludwig van Beethovens Symphonie Nr. 6 „Pastorale" („Erwachen heiterer Empfindungen bei der Ankunft auf dem Lande") ein Film mit unzerstörter Natur gezeigt wird – „Euthanasie" in ihrer ganzen Perversion.

Sich das Leid aus den Augen und vom Halse zu schaffen, darf nicht zur Leitschnur unseres Handelns werden – es muss, wenn unvermeidbar, ausgehalten werden.

In Deutschland ist die aktive Sterbehilfe *(Tötung auf Verlangen oder Hilfe zum Sterben)* gesetzlich verboten, während die passive Sterbehilfe *(Sterbenlassen und Hilfe im Sterben)* erlaubt ist – die parlamentarische Diskussion zu diesem Problemfeld hat jedoch begonnen, und das Ergebnis bleibt abzuwarten. Die „Grundsätze der Bundesärztekammer zur ärztlichen Sterbebegleitung" halten in der Präambel fest [29]:

„Aufgabe des Arztes ist es, unter Achtung des Selbstbestimmungsrechtes des Patienten Leben zu erhalten, Gesundheit zu schützen und wiederherzustellen sowie Leiden zu lindern und Sterbenden bis zum Tod beizustehen. Die ärztliche Verpflichtung zur Lebenserhaltung besteht daher nicht unter allen Umständen.

Es gibt Situationen, in denen sonst angemessene Diagnostik und Therapieverfahren nicht mehr angezeigt und Begrenzungen geboten sind. Dann tritt eine palliativmedizinische Versorgung in den Vordergrund. Die Entscheidung hierzu darf nicht von wirtschaftlichen Erwägungen abhängig gemacht werden.

Unabhängig von anderen Zielen der medizinischen Behandlung hat der Arzt in jedem Fall für eine Basisbetreuung zu sorgen. Dazu gehören u. a. menschenwürdige Unterbringung, Zuwendung, Körperpflege, Lindern von Schmerzen, Atemnot und Übelkeit sowie Stillen von Hunger und Durst.

Art und Ausmaß einer Behandlung sind gemäß der medizinischen Indikation vom Arzt zu verantworten. Er muss dabei den Willen des Patienten achten. Bei seiner Entscheidungsfindung soll der Arzt mit ärztlichen und pflegenden Mitarbeitern einen Konsens suchen.

Ein offensichtlicher Sterbevorgang soll nicht durch lebenserhaltende Therapien künstlich in die Länge gezogen werden. Darüber hinaus darf das Sterben durch Unterlassen, Begrenzen oder Beenden einer begonnenen medizinischen Behandlung ermöglicht werden, wenn dies dem Willen des Patienten entspricht. Dies gilt auch für die künstliche Nahrungs- und Flüssigkeitszufuhr.

Die Tötung des Patienten hingegen ist strafbar, auch wenn sie auf Verlangen des Patienten erfolgt."

Dem ist weitgehend zuzustimmen; allerdings betrachte ich drei Punkte als verbesserungswürdig. Es heißt, der Arzt *muss* den Willen des Patienten achten – das stimmt grundsätzlich, aber nicht in jedem Einzelfall, so dass aus meiner Sicht ein *soll* angebracht wäre (im Kapitel „Intensivmedizin" schildere ich einen Fall, in dem ich mich nach reiflicher Überlegung über den erklärten Willen des Patienten und der Angehörigen hinweggesetzt habe). Weiter heißt es, der Arzt *soll* mit ärztlichen und pflegerischen Mitarbeitern einen Konsens suchen – da mir dieser Konsens unverzichtbar erscheint, halte ich hier ein *muss* für besser. Darüber hinaus sind die Angehörigen bei diesem Konsens nicht erwähnt; erst im Haupttext ist davon die Rede, *„Angehörige und sonstige Vertrauenspersonen"* des Patienten einzubeziehen – dies wäre besser schon in der Präambel zum Ausdruck gebracht worden.

Für den Umgang mit einer *Vorsorgevollmacht* oder *Patientenverfügung* gilt eine Empfehlung, die in ausdrücklicher Anerkennung des Rechts eines jeden Menschen auf Selbstbestimmung festhält [30]:

„In Notfallsituationen, in denen der Wille des Patienten nicht bekannt ist und für die Ermittlung individueller Umstände keine Zeit bleibt, ist die medizinisch indizierte Behandlung einzuleiten, die im Zweifel auf die Erhaltung des Lebens gerichtet ist. Hier darf der Arzt davon ausgehen, dass es dem mutmaßlichen Willen des Patienten entspricht, den ärztlich indizierten Maßnahmen zuzustimmen."

Vorsorgevollmacht und Patientenverfügung stellen jedoch, auch wenn sie noch viel zu selten genutzt werden, keine Allheilmittel dar; sie beziehen sich letztlich auf die aus Sicht des Patienten erwartbare Lebensqualität und nehmen damit eine Vorabbewertung dieser Situation (ex ante) vor. Hier muss eindringlich vor scheinbarer, fachlich aber unhaltbarer Präzision – *„...möchte ich nur beatmet werden, wenn meine Überlebenschance mindestens 25 % beträgt..."* (so im Jahr 2004 bei einem herzchirurgischen Patienten erlebt) – und ebenso vor Leichtfertigkeit gewarnt werden. Letztlich kann die Lage nur vom Betroffenen selbst *in der präsenten Situation* und weder im Vorhinein noch von anderen bewertet werden.

Eine *Patientenverfügung* ist kritisch zu würdigen.

Es kann sein, dass der Patient die ex ante erfolgte Festlegung nachträglich verwirft – unterlassene ärztliche Hilfe beraubt ihn dieser Möglichkeit und ist nur vertretbar, wenn Patient und Angehörige am Ende eines längeren Klärungsprozesses angekommen sind und dem Arzt ihren Entschluss rechtzeitig zur Kenntnis bringen.

Zur kritischen Würdigung der Patientenverfügung gehört aber auch, dass der erklärte Wille des Patienten nicht zum Gewissensmaßstab des Arztes oder Helfers gemacht werden darf. Hier wird manchmal im Sinne eines „Befehlsnotstandes" argumentiert, der aber weder hier – noch allgemein – geltend gemacht werden kann.

Eine *persönliche Gewissensentscheidung* kann weder von anderen übernommen noch auf andere abgewälzt werden – sie gehört untrennbar zur Freiheit und Herrlichkeit der Kinder Gottes, wie sie der Apostel Paulus in Römer 8,21 beschrieben hat [1].

Darauf wird im Zusammenhang mit dem Umgang mit suizidalen Patienten sowie der Indikation zur Beatmung und der Transfusion bei Zeugen Jehovas in den Kapiteln „Notfallmedizin" und „Intensivmedizin" noch einzugehen sein.

Literatur

4. Der Brockhaus in Text und Bild 2005. Mannheim: Bibliographisches Institut & FA Brockhaus AG 2005

5. (Muster-)Berufsordnung für die in Deutschland tätigen Ärztinnen und Ärzte – MBO-Ä 1997 – in der Fassung der Beschlüsse des 114. Deutschen Ärztetages 2011 in Kiel

6. Leitfaden zum Unterricht der in der Königlich Preußischen Armee auszubildenden Lazareth-Gehülfen. 5. Aufl. Berlin 1868; S 2

7. http://www.cpdl.org/wiki/images/5/5b/Sander_O_Gott.pdf (am 01.03.2015)

8. Reiners L (Hrsg): Der ewige Brunnen. Ein Hausbuch deutscher Dichtung. München: Beck 1990

9. Gotteslob – Katholisches Gebet- und Gesangbuch. Hrsg: Bischöfe Deutschlands, Österreichs und der Bistümer Bozen-Brixen und Lüttich. Ausgabe für das Bistum Trier. Trier: Paulinus 1975

10. Zumbach FT: Das Balladenbuch. Deutsche Balladen von den Anfängen bis zur Gegenwart. Düsseldorf: Artemis & Winkler 2004

11. Busch R: Die letzten Tage im Kessel von Stalingrad (Teil II). Wehrmedizinische Monatsschrift 2008; 52: 105-107

12. Radožickij: Podochnie zapiski artillerista; 254. In: Zamoyski A: 1812. Napoleons Feldzug in Russland. München: Beck 2012; S 453

13. Zuckmayer C: Der Hauptmann von Köpenick. Ein deutsches Märchen in drei Akten. Des Teufels General. Drama in drei Akten. Frankfurt am Main: Fischer 1992

14. Adams HA: Ethische Aspekte der Notfall- und Katastrophenmedizin. In: Adams HA, Krettek C, Lange C, Unger C (Hrsg): Patientenversorgung im Großschadens- und Katastrophenfall. Köln: Deutscher Ärzte-Verlag 2014; S 691-700

15. Schulte C: Gen und Gewissen. Christ in der Gegenwart 2013; 65: 287-288

16. Schockenhoff E: Ethik des Lebens. Grundlagen und neue Herausforderungen, 2. Aufl. Freiburg: Herder 2013; S 278 f

17. Haid B: Religiös-sittliche Fragen betreffend die Wiederbelebung (Resuscitation, Reanimation). Der Anaesthesist 1958; 7: 241-244

18. Hufeland CW: Die Verhältnisse des Arztes. Journal der practischen Arzneykunde und Wundarzneykunst 1806; 23 (3): 5-36. In: Stolberg M: Aktive Sterbehilfe um 1800: „Seine unbeschreiblichen Leiden ge-

mildert und sein Ende befördert". Deutsches Ärzteblatt 2009; 106: A1836-A1838

19. Donhauser J: Das Gesundheitsamt im Nationalsozialismus - Der Wahn vom „gesunden Volkskörper" und seine tödlichen Folgen. Eine Dokumentation. Das Gesundheitswesen 2007; 69: S1-S128

20. http://de.wikipedia.org/wiki/Aktion_T4 (am 01.03.2015)

21. Jachertz N: Vom Wert des Menschen. Deutsches Ärzteblatt 2014, 111: B106- B107

22. Eugenical sterilization in Germany. Eugenical News - Current Record of Human Genetics and Race Hygiene 1933; Vol XVIII No 5, September-October

23. Sofair AN, Kaldjian LC: Eugenic Sterilization and a Qualified Nazi Analogy: The United States and Germany, 1930-1945. Annals of Internal Medicine 2000; 132: 312-319

24. http://de.wikipedia.org/wiki/Kinder-Euthanasie (am 01.03.2015)

25. http://de.wikipedia.org/wiki/Sterbehilfe (am 01.03.2015)

26. http://de.wikipedia.org/wiki/Henri_(Luxemburg) (am 01.03.2015)

27. Klinkhammer G: Sterbehilfe in den Niederlanden - Tod frei Haus. Deutsches Ärzteblatt 2012; 109: A341

28. http://www.neger.de/sd/lieder/texte.php?navanchor=2110004 (am 01.03.2015)

29. Grundsätze der Bundesärztekammer zur ärztlichen Sterbebegleitung. Deutsches Ärzteblatt 2011; 108: A346-A348

30. Empfehlungen der Bundesärztekammer und der Zentralen Ethikkommission bei der Bundesärztekammer. Umgang mit Vorsorgevollmacht und Patientenverfügung in der ärztlichen Praxis. Deutsches Ärzteblatt 2013; 110: A1580-A1585

Notfallmedizin – rasches Handeln in immer neuer Situation

Einleitende Gedanken

Das Wesen der Notfallmedizin und die Rolle des Notarztes

Das Wesen der Notfallmedizin mit ihren vielfältigen Anforderungen wird nirgends deutlicher als im Bereich der Rettungsmedizin. Die Krankheitsbilder sind zwar grundsätzlich dieselben wie in der Klinik, die rettungsdienstlichen Notfälle sind jedoch durch die Unvorhersehbarkeit und Einmaligkeit des Ereignisses und damit durch den Zwang zum raschen Handeln in einer immer neuen Situation gekennzeichnet – sei es an der Unfallstelle auf der Straße oder am Arbeitsplatz, in der Wohnung oder im Alten- und Pflegeheim.

Der *Notarzt* steht exemplarisch für alle Helfer in der Notfallmedizin. Seine Aufgabe ist einfach zu beschreiben: Der Notarzt hat die Aufgabe, den ihm anvertrauten Notfallpatienten mit erhaltenen Vitalfunktionen und geschützt vor Folgeschäden in eine geeignete medizinische Einrichtung zu bringen.

Weniger einfach ist die Umsetzung dieser Forderung. Die notärztliche Tätigkeit wird durch ein regelmäßig gut organisiertes Umfeld und den durchgehend kameradschaftlichen Umgang im Rettungsdienst sehr erleichtert – auf der anderen Seite ist es aber unübersehbar, dass der typische Notarzt ein meist junger Arzt ist, der mit einer zwar definierten, aber doch begrenzten Ausbildung und Erfahrung in den Einsatz geschickt wird. Mehr noch, in starkem Kontrast zur innerklinischen Position trifft er weittragende ärztliche Entscheidungen regelmäßig allein und eigenverantwortlich.

In dieser für junge Ärzte oft ungewohnten Situation bedeutet pflichtbewusstes ethisches Handeln, sich dieser Herausforderung wohlüberlegt und gern zu stellen – sie als Chance und nicht als Belastung zu begreifen. Hybris und Leichtfertigkeit sind ebenso zu vermeiden wie Resignation und Zynismus. Gefordert sind gediegene Leistung und Bescheidenheit und nicht überbetonte Forschheit, die meist nur die innere Unsicherheit verdeckt. Hier ist besonders auf die Sprache zu achten und übertriebener *Jargon* zu vermeiden. Eine klare Sprache mit einem Schuss Humor gehört zur Notfallmedizin (und Intensivmedizin) dazu – auch wenn sie auf Außenstehende vielleicht hart und der Humor schwarz wirkt. Übertriebener Jargon ist jedoch ein untrügliches Zeichen von Unsicherheit und innerer Verrohung. Es beginnt mit der Endsilbe „-iker" („Diabetiker" oder „Alkoholiker" statt „Patient mit Diabetes mellitus" oder „Alkoholabhängiger Patient"), die den Patienten auf seine Erkrankung reduziert – und endet mit übelstem Jargon, der hier nicht wiedergegeben werden soll.

Zur idealen Persönlichkeitsstruktur des Notarztes und aller im Rettungsdienst tätigen Helfer gehört ein gefestigter Charakter; dieses Merkmal ist ebenso hoch zu bewerten wie die fachliche Leistungsfähigkeit.

Das Leitprinzip und das praktische Vorgehen

Es wurde bereits betont: Die *Option für das Leben* ist das ethische Leitprinzip der Notfall- und Intensivmedizin. Um diese Option zu erhalten, ist in lebensbedrohlichen Situationen unverzüglich mit der Behandlung des Notfallpatienten zu beginnen. Andere Erwägungen müssen zunächst dahinter zurücktreten – zumal der Notarzt oder andere Helfer ja gerufen werden und somit grundsätzlich Hilfe erwartet wird.

An der *Pflicht zum unverzüglichen Behandlungsbeginn* ist auch in aussichtslos scheinenden Fällen mit minimaler Überlebenschance festzuhalten. Es zählt zunächst die Option für das Leben, sofern nicht andere Patienten mit besserer Prognose vernachlässigt werden. Eine einmal begonnene Wiederbelebung muss konsequent durchgeführt werden und darf nicht halbherzig erfolgen. Durch kurzzeitige effektive Maßnahmen werden letzte Zweifel im Team beseitigt und den Angehörigen vermittelt, dass alles Menschenmögliche getan wird. Auch eine scheinbar aussichtslose Wiederbelebung kann gelingen und dem Patienten die Rückkehr in die gewohnten Lebensumstände ermöglichen (zur *ethischen Fehlbahnung* siehe weiter unten).

Es muss aber auch die andere Seite betrachtet werden – etwa bei einem *Einsatz in einem Alten- und Pflegeheim*, wo schon die Einsatzmeldung den Zweifel an der Sinnhaftigkeit weckt. Auch hier gilt es zunächst, in lebensbedrohlichen Situationen die Option für das Leben zu erhalten. Unter der laufenden Behandlung müssen dann verlässliche Informationen – Patientenverfügung, Anamnese über vertraute Pflegekräfte, Kontakt mit dem Hausarzt – gewonnen werden, um bei unheilbar Kranken wohlüberlegt und *im Konsens* auf die Weiterbehandlung zu verzichten. Falls die Behandlung nicht dringend geboten ist, sollen diese Informationen vor Beginn der Behandlung eingeholt werden. Der Konsens ist unverzichtbar, es kann keine „einsame" ärztliche Entscheidung geben. Alle Anwesenden – Rettungs- und Pflegekräfte, Angehörige oder Betreuer – müssen auf Basis der verfügbaren Informationen einmütig zu der Erkenntnis kommen, dass eine Behandlung bzw. der Transport in die Klinik nicht mehr im Sinne des Patientenwohls sind – der Tod darf auch in der Wohnung oder im Alten- und Pflegeheim eintreten und muss nicht auf einer Intensivstation erfolgen. Der Konsens ist erreicht, wenn eine klare Aussage des Notarztes wie „Ich denke, es hat keinen Zweck, wir sollten aufhören, oder ist jemand anderer Meinung?" oder „Wir wollen erst einmal überlegen, ob wir transportieren" mit offenem Blickkontakt verbale oder nonverbale Zustimmung findet. Eine Abstimmung durch Auszählen ist unsinnig, zumal dann ja kein Konsens vorläge. Stets ist zu versuchen, den Hausarzt und die nächsten Angehörigen (damit ist hier und in der Folge auch der rechtliche Betreuer gemeint) zu erreichen und diese nach Möglichkeit – wenn die Zeit es noch zulässt – in die Entscheidung einzubeziehen.

Der Umgang mit den Angehörigen

Wenn die Hoffnungslosigkeit weiterer Behandlung feststeht, ist es die sittliche Pflicht des Arztes und aller Helfer, die *Angehörigen* von der Unsinnigkeit und Unmenschlichkeit weiterer Maßnahmen zu überzeugen.

Dabei sind zwei Punkte dringend zu beachten: Bei den Angehörigen darf nicht der Eindruck schuldhafter Unterlassung (im Sinne des Auslassens einer Chance) entstehen, und ebenso muss darauf geachtet werden, dass auch nicht der geringste Anschein der Abschiebung der Verantwortung seitens des Arztes oder der Helfer entsteht. Hier sind Aussagen wie „Es gibt keine Hoffnung, wir sollten aufhören" oder „Bei meiner Mutter würde ich es genauso machen" geboten, denen ein Angehöriger dann allenfalls widersprechen kann.

Manchmal sind Angehörige jedoch nicht zur rationalen Bewertung der Situation fähig und bestehen – auch in objektiv aussichtslosen Fällen – auf Behandlungsmaßnahmen oder dem Transport in die Klinik. Die Ursachen für dieses Verhalten sind vielfältig und können im Rahmen eines rettungsdienstlichen Einsatzes oft nicht geklärt werden; es kommen sowohl Verlust- und Überforderungsängste als auch Schuldgefühle bei Vernachlässigung oder seltenen Besuchen im Alten- und Pflegeheim in Betracht. Dann sind nicht Belehrungen, sondern Einfühlungsvermögen und Zuwendung gefragt – manchmal ist aber auch ein klares Wort zur Klärung und Verdeutlichung der Situation hilfreich.

Ein „geforderter" Wiederbelebungsversuch darf nur im absoluten Ausnahmefall, etwa bei sicheren Todeszeichen, unterbleiben – vorausgesetzt, dass der betreffende Angehörige überhaupt zur rationalen Beurteilung der Lage fähig erscheint. Wenn eine alte Frau jedoch neben dem verstorbenen Ehepartner steht und bittet, „Herr Doktor, so tun sie doch etwas", dann kann es menschlich geboten sein, auch wider besseres Wissen einen demonstrativen Wiederbelebungsversuch vorzunehmen und dem Angehörigen so zu demonstrieren, dass alles Menschenmögliche getan wird – hier steht der Seelenfrieden des Angehörigen über der medizinischen Vernunft. Auch dem dezidierten Verlangen nach dem Transport in die Klinik soll letztlich entsprochen werden. Es bleibt aber dem Notarzt überlassen, welche Überwachungs- und Therapiemaßnahmen er für angezeigt hält, und ob er sich abkömmlich meldet.

Wenn Angehörige fragen, ob sie „alles richtig gemacht" haben, soll diese Frage regelmäßig bejaht werden. Auch bei nicht sachgerechtem Verhalten sind Belehrungen über adäquate Wiederbelebungsmaßnahmen usw. nicht hilfreich und können tiefe seelische Wunden hinterlassen.

Angehörige sollen nicht allein mit einem Verstorbenen zurückbleiben. Der Ablauf muss geklärt und Hilfe organisiert werden – seien es weitere Angehörige, die Nachbarn oder ein Seelsorger. Ganz besonders gilt dies bei Todesfällen im Kindesalter wie dem plötzlichen Kindstod, wo dringend professionelle Hilfe geboten ist. Wann immer möglich werden die Helfer vor Ort bleiben, bis diese Hilfe eingetroffen ist.

Sonstige Aspekte

Es kommt vor, dass Angehörige (oder der lebensbedrohlich erkrankte Patient) eine durchaus aussichtsreiche Behandlung ablehnen. Dazu zählt nicht die häufige Aversion des Patienten gegen den Transport in ein Krankenhaus, die meist durch gutes Zureden zu überwinden ist. Die Ablehnung lebensrettender Maßnahmen durch den einsichtsfähigen Patienten ist zumindest bis zum Einsetzen der Bewusstlosigkeit zu respektieren. Das weitere Vorgehen hängt vom Einzelfall und der persönlichen Gewissensentscheidung der Helfer ab, wobei im Zweifel wiederum die Option für das Leben zählt. So muss, wenn von Angehörigen bei gegenwärtiger Lebensgefahr die Unterlassung aussichtsreicher Therapiemaßnahmen gefordert wird, im Sinne des Lebens und ggf. auch gegen den Willen der Angehörigen gehandelt werden.

Letztlich stellen viele Einsätze keine besonderen Anforderungen, sie werden im Laufe der Zeit zur (nicht ungefährlichen) Routine. Andere Einsätze stellen dagegen höchste Anforderungen; sie prägen sich tief in das Gedächtnis ein und drängen immer wieder ins Bewusstsein.

Allgemeine Erfahrungen

Die Notfallmedizin hat in den letzten 50 Jahren eine rasante Entwicklung genommen, so dass viele fachliche und allgemeine Aspekte in Vergessenheit zu geraten drohen.

Einsatztaktisch stand das *scoop and run* oder *load and go* (für Aufladen und schnellsten Transport) im Vordergrund, was wegen der oft begrenzten Ausbildung des (zumindest in ländlichen Regionen) meist ehrenamtlichen Rettungspersonals wohl seine Berechtigung hatte – und noch heute, etwa bei drohendem Verblutungstod, richtig sein kann. Fachliche Grundlagen meiner ersten Einsätze im Rettungsdienst waren ein Lehrgang in Erster Hilfe, dem sich später ein Lehrgang für Sanitätshelfer und danach eine Ausbildung zum

Transportsanitäter anschlossen. Letzteren Lehrgang habe ich im Jahr 1969 am Institut für Anästhesiologie der Johannes Gutenberg-Universität Mainz absolviert. Das Institut stand unter der Leitung von Prof. Dr. med. Rudolf Frey, der sich größte Verdienste um die Notfall- und Rettungsmedizin erworben hat – ich bin froh, ihn noch persönlich kennengelernt zu haben. Meine geringe, aber doch zielgerichtete Ausbildung konnte damals durchaus zu Konflikten führen, wenn etwa die ärztliche Vorgesetzte oder die Mitarbeiter der aufnehmenden Klinik noch weniger Kenntnisse hatten und darüber hinaus die sozialen Unterschiede betont wurden. Es seien zwei Beispiele genannt:

- Auf der berühmt-berüchtigten Kreuzung „Helenenberg" der Bundesstraße 51 hatte sich bei Dunkelheit und Regen ein Verkehrsunfall ereignet. Ein Mann mittleren Alters hatte ein schweres Schädel-Hirn-Trauma erlitten, er war tief bewusstlos. Mein Kamerad und ich luden ihn in Seitenlage in den Krankenwagen und fuhren los – während der rasanten Fahrt stellte der Beifahrer dann noch einen offenen Oberschenkelbruch fest und versorgte die Wunde mit einem Verband. Die Entfernung zu unserem Ziel, einem größeren Krankenhaus mit etwa 400 Betten, betrug etwa 15 km. Dort angekommen betraten wir die chirurgische Ambulanz, und der diensthabende Assistenzarzt sagte nach einem kurzen Blick auf den Patienten lapidar: „Der kann auf Station." Wir brachten den tief bewusstlosen Mann, der nicht intubiert war und spontan tief und schwer atmete, auf die Bettenstation. Dort schüttelte eine freundliche Ordensschwester ein blütenweißes Kopfkissen auf, stellte das Kopfteil des Bettes hoch und sagte: „So, jetzt könnt ihr ihn rüberlegen." Ich erinnere mich noch an meine Antwort: „Schwester, wenn er schon sterben soll, dann wenigstens in Seitenlage."
- Bei einem anderen Einsatz war ich allein. Eine Familie mit vielen Kindern lebte in einer Wohnung in einer heruntergekommenen Villa, dem „Schlösschen", das wohl der Gemeinde gehörte. Der Vater war mir schon aus einem früheren Einsatz bekannt; diesmal hatte er mitten in der Nacht Alkohol und Tabletten eingenommen, und die Ehefrau hatte das Rote Kreuz alarmiert. Auf mein „Warum?" öffnete er nur traurig die Tür zum Kinderzimmer, wo die Kinder in ihren Etagenbetten schliefen.

Ich lud ihn mit den Beinen voran in den Krankenwagen, stellte den Innenspiegel zur Beobachtung ein und versuchte, ihn auf dem Transport in die etwa 10 km entfernte große Klinik durch ein Gespräch wach zu halten. Noch während der Fahrt wurde er jedoch bewusstlos. Nach der Ankunft im „internistischen Aufnahmezimmer" telefonierte die diesmal eher mürrische Ordensschwester (es war ein Orden, der nicht zur franziskanischen Fröhlichkeit neigte) mit dem diensthabenden Arzt. Das Ergebnis war: „Der kommt auf Station." Auf meine Vorhaltung, dass der Patient doch unterwegs bewusstlos geworden sei und ob nicht der Magen ausgespült werden müsse, erhielt ich die klassische Antwort: „Wie können Sie es wagen, eine ärztliche Anordnung zu kritisieren!"

Die mit dem *scoop and run* verbundene oftmals riskante Fahrweise, zu der bei mir auch jugendliche Unerfahrenheit und Übermut beigetragen haben, hat mich und die Besatzung einmal an den Rand des Todes gebracht – mein Schutzengel war an diesem Tag sehr wachsam:

- Damals wurde der Krankenwagen – Rettungsleitstelle, Funkmeldeempfänger und Mobilfunktelefon waren noch unbekannt – über eine in der Bevölkerung bekannte örtliche Notrufnummer (6093) alarmiert. Über eine Ringleitung verbunden lief der Anruf in drei Privatwohnungen, im Rotkreuzheim und im Gebäude der Amtsverwaltung auf. An einem Sonntag im Sommer versah eine Hausfrau den ehrenamtlichen Telefondienst. Mein Beifahrer und ich standen beim Hochamt hinten in der Kirche, um ggf. schnell abrücken zu können. Wir hatten hinterlassen, wie wir telefonisch über einen Privatanschluss im Bereich der Kirche zu erreichen waren – so erhielten wir die Meldung, dass in einem nahe gelegenen Weiher ein Kind ertrunken sei. Als wir dort eintrafen, war das Kind noch nicht gefunden, wurde aber bald darauf von einigen geübten Schwimmern unter Wasser entdeckt und an Land gebracht. Dann ging alles blitzschnell; in rasender Fahrt ging es zu dem etwa 4 km entfernten Krankenhaus, während der Beifahrer und ein weiterer Helfer versuchten, das auf der Trage fixierte Kind mittels Atemspende und „Herzmassage" wiederzubeleben. Über die Leitstelle der Polizei ließ ich das Krankenhaus alarmieren und drückte den Hörer des Funkgeräts wieder auf die Gabel – dabei war ich, weil ich kurz nachfassen und auch nachsehen musste, für einen Augenblick abgelenkt. Das genügte, um bei einem Tempo von 160 km/h (ich habe den Tachostand noch vor Augen) nach links von der Straße abzukommen. Der Krankenwagen, ein Mercedes 230 „hochlang", schrammte am linksseitigen Bordstein vorbei, beide Radkappen flogen weg (die hintere konnte ich im Rückspiegel beobachten), und dann schoss der Wagen quer über die Straße auf die rechtsseitige Leitplanke zu – dies alles in wenigen Sekunden. *Für mich verlief das alles aber wie im Zeitraffer, und die Zeit dehnte sich mir in kaum vorstellbarer Weise.* Ich merkte, dass der Wagen nicht mehr auf vier Rädern lief, und sagte mir: „Was hast du neulich im ADAC-Heft gelesen?" Also kuppelte ich aus und tippte auf die Bremse; ein ruckartiges Durchsetzen in die Federung, und der Wagen hatte wieder vollen Bodenkontakt. Ich dachte „Gott sei Dank, das hat geklappt, jetzt nach links, damit du nicht in die Leitplanke rast." Mit ganzer Kraft zog ich den schweren Wagen nach links und raste nun auf eine Kurve zu, die in einem Winkel von 90° auf eine Bahnüberführung zulief. „Die Kurve noch, dann ist es geschafft." Es glückte, die beiden Helfer, die durch den Krankenraum geschleudert worden waren, rappelten sich wieder auf – das Kind war gottlob gut fixiert gewesen -, und weiter ging es in reduziertem Tempo mit verstellter Vorderachse zum Krankenhaus. Dort stieg ich aus, an Armen und Beinen zitternd, und mein Beifahrer versetzte mir völlig zu Recht mit der Bemerkung „So!" einen festen Tritt ins Gesäß. Ich habe nur noch „In Ordnung" gesagt und blieb noch über Stunden blass und zittrig. Das Kind haben wir leider nicht retten können, zu lange war es unter Wasser gewesen.

Seither hat sich der Rettungsdienst sehr gewandelt, und in vielen Bereichen hat gut organisierte Professionalität das Ehrenamt abgelöst – auch wenn der Rettungs- und Sanitätsdienst in seiner ganzen Breite nicht ohne das Ehrenamt auskommt, was im Übrigen gesellschaftlich gesehen auch nicht wünschenswert ist.

Der Alltag der Professionalität ist mit der Gefahr der *Gewöhnung* bis hin zur Verrohung verbunden; daher ist es immer wieder berührend, wieviel Zuwendung und Anteilnahme sich die große Mehrheit der „beruflichen Retter" bewahrt haben. Letztlich kommen die Helfer in vielen, wenn auch längst nicht allen Einsätzen mit bewegenden menschlichen Schicksalen in Kontakt, und es ist gut, wenn dies noch wahrgenommen wird.

Die hohe Dichte an solchen Eindrücken während eines einzigen Dienstes in der Luftrettung an einem Herbsttag soll exemplarisch dargestellt werden:

- Der erste Einsatz um 09:30 Uhr erfolgte in einer kleinen sauberen Wohnung. Der 88 Jahre alte Ehemann war beim Frühstück zusammengebrochen; die Ehefrau hatte auf der Toilette den Sturz gehört. Bei unserem Eintreffen hatte die Besatzung eines Rettungswagens bereits mit der Wiederbelebung begonnen, die wir nach einiger Zeit erfolglos einstellen mussten – die etwa 85 Jahre alte Ehefrau wurde unterdessen von einer gleichaltrigen Bekannten in einem Nebenraum betreut. Wir betteten den Mann auf das Sofa und richteten ihn würdig her. Von der Bekannten erfuhren wir, dass die Ehefrau seit einem Schlaganfall unter starken Gemütsschwankungen litt und der Ehemann den kleinen Haushalt geführt hatte. Ich musste es ihr nun sagen, und versuchte es mit einem Satz, der auch etwas Trost spenden sollte: „Er hatte einen guten Tod, er hat nicht leiden müssen, es ist nur für Sie so schlimm." Die Frau weinte herzzerreißend und rief: „Edi, bleib doch bei mir. Was soll nur aus mir werden?" Sie konnte sich nicht beruhigen, und wir alle wussten, sie wird im Heim enden. Wir blieben mit der gefassten und verständigen Bekannten – „Den Weg müssen wir doch alle gehen" – vor Ort, bis die von der Rettungsleitstelle alarmierte Pfarrerin eintraf; die einzigen Verwandten (Nichte und Neffe) waren auf der Arbeit nicht zu erreichen, und der vertraute Hausarzt lag mit Fieber zu Bett. Während des Wartens kamen weitere Einzelheiten ans Licht. Das Paar stammte aus Schlesien und der Mann hatte „bei der Conti" gearbeitet; an der Wand hing das Bild eines kleinen Bauernhofes, und die Frau sagte: „Das ist unser Eigentum, das sie uns genommen haben." Was für ein Weg vom Landwirt auf eigener Scholle zum Conti-Arbeiter.
- Der zweite Einsatz um 10:50 Uhr wieder in einer kleinen adretten Wohnung mit viel „Nippes" im Wohnzimmerschrank. Der 76 Jahre alte Mann stammte aus Rostow am Don; er war gestürzt

und sprach kaum Deutsch. Daraus entstand die seltsame und besorgniserregende Einsatzmeldung „Kunstherz mit ACS" (ACS = akutes Koronarsyndrom, etwa bei Herzinfarkt); der Mann hatte jedoch nur einen Herzklappenersatz hinter sich und lediglich eine Brustkorbprellung erlitten. Er wurde von einem russischen Pflegedienst betreut; es ist kaum auszumalen, welchen Lebensweg er durchlaufen hat.

- Um 11:50 Uhr erneut ein fachlich unkomplizierter Einsatz – ein Pkw-Unfall, bei dem die Beifahrerin einen Bruch der Lendenwirbelsäule (ohne Lähmungsfolgen) erlitten hatte, was trotzdem einen längeren Krankenhausaufenthalt bedeutet.

- Um 13:35 Uhr dann ein weiterer Verkehrsunfall. Ein Motorradfahrer mit Sozia war auf einer Landstraße mit hoher Geschwindigkeit beim Überholen seitlich in einen abbiegenden Pkw geprallt. Der junge Mann, 23 Jahre alt, lag ohne Atmung und Puls mit weiten, lichtstarren Pupillen und schweren Fehlstellungen von Armen und Beinen vor dem Pkw, er war wie gegen eine Mauer geprallt und tot. Die 18 Jahre alte Sozia war über den Pkw geschleudert worden und lag etliche Meter entfernt in einem Acker. Sie war bei Bewusstsein und hatte mehrere Knochenbrüche (auch eine Fraktur der Halswirbelsäule ohne Lähmungsfolgen) erlitten. Nach der Aufnahme in der Medizinischen Hochschule Hannover (MHH) habe ich ihr in einem ruhigen Raum zusammen mit zwei unfallchirurgischen Kollegen gesagt, dass ihr Freund verstorben sei. Sie hat es zunächst kaum realisiert, wohl auch wegen eines leichten Schädel-Hirn-Traumas. Bei einem Besuch auf Station am nächsten Tag war ihr der Tod des Freundes nicht erinnerlich; ich sagte es nochmals, und da begann sie zu weinen. Meine Frage, ob sie gläubig sei, hat sie bejaht, und ich habe einen der Klinikpfarrer um einen Besuch gebeten.

- Der fünfte Einsatz an diesem Tag führte uns in ein Alten- und Pflegeheim, wo eine 93 Jahre alte Patientin mit schwerster Atemnot bereits in den Rettungswagen gebracht worden war. Aus der Patientenverfügung ging hervor, dass weder Wiederbelebungs- noch lebensverlängernde Maßnahmen erfolgen sollten. Da sie bereits im Fahrzeug lag, haben wir sie nicht wieder in ihr

Zimmer, sondern in das nächste Krankenhaus gebracht – und dort einer verständnisvollen Ärztin und freundlichen Schwestern übergeben mit der Bitte, doch nichts zu unternehmen. Die alte Dame verstarb dann innerhalb weniger Minuten noch im Aufnahmeraum.

So viele Tote in einem Dienst sind selten. Wie nah steht der Tod neben den Alten, aber auch neben den Jungen.

Eine große Gefahr der Notfallmedizin liegt in der Versuchung, zu früh aufzugeben – als Ursachen kommen vermeintliche Gewissheiten und auch eine *ethische Fehlbahnung* in Betracht, die in der Angst, Leid zu schaffen, auf ggf. noch gebotene Maßnahmen verzichtet.

Hier ist auch von erfahreneren Notärzten gelegentlich das Argument zu hören: „Warum soll ich nach zehn Minuten Anfahrt noch mit der Reanimation beginnen? Da ist doch nichts mehr zu machen." Da aber meist niemand genau weiß, ob bei dem Patienten nicht doch eine Restatmung mit Restkreislauf bestanden haben, gilt es auch hier, die Option für das Leben zu erhalten – und sich vor Augen zu halten, in welcher Verantwortung vor Gott wir handeln und wie leicht der Mensch doch irrt. Dazu will ich folgenden Fall schildern:

- Während meiner aktiven Marinezeit hatte ich Bereitschaftsdienst in der Marinesanitätsstaffel Kiel-Wik. Ich wurde mitten in der Nacht mit der Bemerkung geweckt, da atme einer „so komisch." Im Behandlungsraum lag ein lebloser junger Soldat; seine Kameraden hatten ihn dorthin gebracht. Da Atmung und Puls fehlten entfuhr mir, nach meinem damaligen Reifestand nicht sehr einfühlsam, aber durchaus umgebungskonform: „Der ist hin!" Einem Begleiter traten die Tränen in die Augen und er sagte: „Aber es kann doch nicht sein, dass… tot ist." Meine Antwort war „Gut, dann eine Reanimation zur Übung" – auch das eine völlig unangebrachte Einstellung und Wortwahl. Schon nach kurzer Zeit gelang die Wiederherstellung des Kreislaufs (die Ursache des Kreislaufstillstands war, wie die Kameraden auf dringendes Befragen zugaben, das „Schnüffeln" von Chloroform), und wir konnten den jungen Mann intubiert und beatmet in die Universitätsklinik bringen. Was dort folgte, lädt eher zum Schmunzeln ein. Auf der Intensivstation trat nach der Gabe von Dopamin (einem stark kreislaufwirksamen Medikament) ein Kammerflimmern auf; die erneut notwendige Wiederbelebung führte rasch zum Erfolg. Auf meinen Einwand hin, dass diese Substanz nach meiner Erinnerung bei dieser Vergiftung nicht geeignet sei, blätterte der diensthabende Internist in einem dicken Lehrbuch. Die Antwort auf meinen Vorschlag, doch die Giftinformationszentrale anzurufen, war: „Ich bin die Vergiftungszentrale." Beim Besuch am nächsten Morgen war der Patient zwar noch etwas verstört, aber insgesamt wohlauf. Mir blieb nur noch, das Übel an der Wurzel zu packen. Ich ging an Bord des alten Zerstörers vom Typ „Fletcher", zu dessen etwa 280 Mann starken Besatzung der Patient gehörte, meldete mich bei dem mir bekannten Ersten Offizier und erklärte ihm: „Ich will hier etwas wegschaffen, das niemand wissen muss, am besten fragen Sie nicht." Es spricht sehr für die Marine, dass ich den an Bord befindlichen großen Chloroform-Vorrat, der noch aus der Zeit der Übernahme des Schiffes von der US-Navy stammte und fachlich längst überholt war, ohne weitere Fragen aus der Sanitätslast entnehmen, von Bord schaffen und beseitigen konnte.

Der direkte *Kontakt mit dem Verbrechen* ist im Rettungsdienst die Ausnahme; er birgt aber ethisches Konfliktpotenzial, weil für die Helfer die Grenze zur emotionsbeladenen, überschießenden Reaktion erreicht oder überschritten werden kann.

Dies trifft vor allem zu, wenn Angehörige, Kameraden oder Unschuldige geschädigt sind, z. B. bei einer Kindesmisshandlung oder einem sonstigem Verbrechen. In diesem Zusammenhang ist mir ein Fall von *Kindesmisshandlung* im Gedächtnis:

- Es war etwa im Jahr 1970, als ich und ein weiterer Transportsanitäter mit dem Krankenwagen in ein abgelegenes Dorf gerufen wurden. Bei unserem Eintreffen in einer recht neuen Einliegerwohnung waren bereits zwei Beamte des zuständigen Gendarmeriekommandos vor Ort. Ein vielleicht sechs Jahre altes Kind war an der Heizung festgebunden, grün und blau geschlagen, völlig verängstigt und wimmernd; die Mutter saß angetrunken an einem Tisch, der Vater (mit Jackett und Krawatte) diskutierte mit den Polizeibeamten. Nachdem das Kind losgebunden war, nahm es mein Kamerad auf den Arm, und es klammerte sich fest an ihn. Der Vater diskutierte weiter mit einem der Polizisten in dem Sinne, dass man ihm seine Erziehungsmethoden schon selbst überlassen müsse – bis der Polizist „alter Art" (in Breecheshose mit Schaftstiefeln) ganz ruhig sagte: „Herr..., noch ein Wort, und ich werfe Sie hier die Treppe runter!" Auf die Antwort des Vaters „Aber die Herren vom Roten Kreuz sind doch da!" haben mein Kamerad und ich nur den Kopf geschüttelt und gemeint, er solle sich keine großen Hoffnungen machen. Auf dieses Verhalten kann ich heute nicht mehr so recht stolz sein, bin aber auch nicht sicher, wie ich im Wiederholungsfall reagieren würde.

Die Grenze zu Rohheit und Selbstjustiz wird nur zu leicht überschritten, und dieser latenten Gefahr muss sich jeder bewusst sein.

Auch bei angespanntester und unerträglich scheinender Situation ist es sittliche Pflicht des Arztes und aller Helfer, einem *verletzten Täter oder Gegner* menschlich gegenüberzutreten. Dabei gehe ich fest davon aus, dass es kaum einen Menschen gibt, der sich in der letzten Not nicht nach Hilfe und Beistand sehnt - mag er diesen Gedanken zuvor auch noch so weit von sich gewiesen haben.

Es kommt hier vor allem auf die Führungskräfte an; sie müssen Vorbild sein – das *Führen durch Vorbild* gilt nicht nur im militärischen Bereich, dort aber besonders. Übergriffe sind nur möglich, wenn die Führungskräfte, die Vorgesetzten, versagen. Mit unserem Urteil machen wir es uns im Zweifel wohl zu leicht. Davor hat nicht nur der Apostel Paulus in Römer 12,19 nochmals zusammenfassend gewarnt [1]: *„Mein ist die Rache... spricht der Herr"*, auch in der Dichtung finden sich einschlägige Hinweise (Tafel 11).

Das Hexenlied

Der Beichtiger schwieg – durch die Fenster brach
der grauende Morgen – der Prior sprach:
„Was Menschenaugen nicht fassen, noch seh'n,
dort droben ist einer, der wird es versteh'n,
er hat gesprochen: »Mein ist das Gericht!«
Geh' beten, mein Bruder, und richte nicht!"

Tafel 11: Ein kleiner Auszug aus „Das Hexenlied" [10] von Ernst von Wildenbruch (1845 - 1909).

Auch der Umgang mit psychiatrischen Patienten und mit *Patienten unter Alkohol- oder sonstigem Drogeneinfluss* ist mitunter nicht einfach.

Diesen Patienten ist gemeinsam, dass sie nicht zur rationalen Beurteilung der Lage fähig sind. Während dies bei psychiatrischen Patienten zum Kern der Erkrankung gehört und von den Helfern regelmäßig auch so verstanden wird, ist es bei Patienten unter Alkohol- und sonstigem Drogeneinfluss mit aggressivem Verhalten ggf. anders. Hier liegt ja kein völlig unverschuldetes Geschehen vor, so dass sich eher eine Wertung aufdrängt und zu angespannten Situationen mit entsprechend harschen Reaktionen führen kann. Aber auch in solchen emotionalen Ausnahmesituationen ist alles zu versuchen, die im Sinne des Lebens notwendigen Maßnahmen *einfühlsam und pragmatisch* umzusetzen.

Aggressives Verhalten kann sich nicht nur gegen die Umwelt, sondern auch gegen die eigene Person richten. Die Helfer im Rettungsdienst haben es häufiger mit *Suizidversuchen und Suiziden* zu tun, so dass sich auch hier die Frage nach dem ethisch richtigen Handeln stellt.

Die Behandlung von Patienten, die nach einem Suizidversuch das Bewusstsein verloren haben, ist ethisch unproblematisch – es gilt die grundsätzliche *Verpflichtung zur Lebenserhaltung*. Der herbeigerufene Notarzt oder andere Helfer dürfen sich darauf berufen, dass zumindest der Anrufer Hilfe erwartet und fordert. Die Beweggründe eines Suizidversuchs können in der Akutsituation meist nicht verlässlich beurteilt werden, so dass die Option für das Leben Vorrang hat. Bei einem unmittelbar bevorstehenden ernsthaften Suizidversuch (z. B. einem Sprung aus großer Höhe) müssen die Helfer mit vollem persönlichem Einsatz und *ohne Ansehen der Person* versuchen, den Tod des Patienten abzuwenden. Aus einer Vielzahl von Suiziden, mit denen ich konfrontiert war, möchte ich nur einige Beispiele nennen:

- Als Medizinstudent im „Praktischen Jahr" im Städtischen Krankenhaus Köln-Merheim durfte ich einen erfahrenen Notarzt der Chirurgischen Klinik (Dr. med. Hellmut Bott, dem ich viel verdanke) bei zahlreichen Einsätzen begleiten. Wir wurden in eine kleine Dachgeschosswohnung gerufen, wo sich eine junge Frau an einer Gardinenstange, mehr kniend als hängend, erdrosselt hatte. Sie war kurz nach ihrer Hochzeit wegen einer Blinddarmentzündung ins Krankenhaus gekommen, die Heilung hatte sich verzögerte, und als sie wieder nach Hause kam, hatte der Ehemann eine Freundin gefunden und die Wohnung verlassen. Seine Reaktion, zumindest äußerlich sehr gefasst: „Aber ich habe ihr doch alles vernünftig erklärt..."

- Bei einem Einsatz im Raum Hannover traf ich als Notarzt auf einen etwas älteren, rechtsseitig oberschenkelamputierten Mann. Er hatte sich morgens, während seine Frau zum Einkaufen war, aus dem Rollstuhl heraus im Treppenhaus des Mietshauses erhängt. Er hing frei über der Treppe; es war offenkundig, dass ihn seine Frau bei der Rückkehr so sehen sollte. Unser erster Gedanke war, die Frau noch rechtzeitig vor der Tür abzufangen.

- Ein erwachsener Mann hatte sich in einer Gartenlaube eingeschlossen; durch ein kleines Fenster konnte man undeutlich den am Boden liegenden Körper erkennen. Die Tür wurde aufgebrochen und wir sahen, dass sich der Mann mit einer Kettensäge die Halsgefäße durchtrennt hatte und verblutet war. Eine solche Gewalt gegen sich selbst (Autoaggression) ist typisch für schwere psychische Erkrankungen – fachlich war die Situation damit klar. Bedrückend aber war das Verhalten der alten Eltern; sie waren fassungslos und verschlossen, und erst auf wiederholtes Nachfragen bestätigten sie die psychische Erkrankung ihres Sohnes – sie haben sich wohl geschämt. Dieses *sich schämen für Angehörige* ist nicht selten, und ich habe versucht, ihnen mit einem guten Wort beizustehen und gesagt, dass sich wohl niemand für andere schämen kann und soll, und dass es in diesem Fall ganz unsinnig sei – ihr Sohn habe ja nicht aus freiem Willen so gehandelt, sondern sei das hilflose Opfer seiner Erkrankung geworden.

- Ein alter Mann in einer gepflegten kleinen Wohnung hatte seinem Leben mit einem Kopfschuss ein Ende gesetzt – im Wohnzimmersessel vor dem Sofatisch sitzend, auf dem eine Kerze stand, daneben mehrere Fotografien der wohl schon länger verstorbenen Frau, Schlüssel und Papiere sauber geordnet, alle Dokumente auf dem Sofa dahinter bereitgelegt. Bei genauem Hinsehen wurde klar, dass er, um sicher zu gehen, zwei Selbstladepistolen benutzt hatte – ein Projektil steckte in der Wand. Die Situation hat uns alle bedrückt, vor allem aber der handschriftliche Abschiedsbrief (Tafel 12), der tiefe Verzweiflung ebenso vermittelt wie klares Bewusstsein – ein klassisches Beispiel für einen sog. Bilanzsuizid, wie er schon im Alten Testament (2 Samuel 17,23) beschrieben ist [1]: *„Als Ahitofel sah, daß sein Rat nicht ausgeführt wurde... bestellte er sein Haus und erhängte sich."*

> Das Leben hat für mich keinen Sinn mehr!!!
> Ich will keine Wiederbelebung!
> Ich will keine künstliche Ernährung!
> Ich will keine Beatmung!
> Die ständigen Schmerzen sind einfach zuviel.
> Ich will nur in Ruhe sterben und schmerzfrei gehalten werden!
>
> Bitte benachrichtigen Sie Fa. ... Bestattungen.
> Dort sind alle Unterlagen für meine Beerdigung...
>
> <u>Achtung!</u>
> Die Waffen sind noch geladen.
> Bitte sichern und die Patronen aus dem Lauf entfernen. Nicht den Abzug betätigen!

Tafel 12: Ein Abschiedsbrief – offenkundig bei klarem Bewusstsein geschrieben.

Neben diesen schon allgemein bedrückenden Ereignissen gibt es *spezielle Phänomene der Suizidalität.* Manche Orte üben eine regelrechte Faszination aus, so dass wiederholte Einsätze an bestimmten Brücken usw. vorkommen. Hier muss Stillschweigen – auch seitens der Medien – gewahrt werden, um niemanden zur Nachahmung anzustiften. Während bei einem Brückensprung – bis auf Zeugen und Helfer – regelmäßig keine weiteren Personen betroffen sind, ist dies beim Schienensuizid anders. Jedes Jahr suchen Hunderte Menschen den Tod auf den Bahngleisen – und es soll vorkommen, dass vor dem Zusammenprall der Blickkontakt mit dem (doch völlig machtlosen) Lokomotivführer gesucht wird, der damit wohl bewusst – und tiefer, als es ohne Blickkontakt ohnehin der Fall wäre – in das Geschehen hineingezogen wird. Der „erweiterte

Suizid" reißt dann unschuldige Menschen mit in den Tod – ein besonders furchtbares Beispiel sind Joseph und Magda Goebbels, deren sechs Kinder vor dem Suizid der Eltern mit Zyankali getötet wurden.

Es bleibt das bedrückende Gefühl, dass Menschen, die ihrem Leben in wohl letzter Verzweiflung und Einsamkeit ein Ende setzen, im entscheidenden Moment ohne Hilfe sind – ohne einen Freund, einen Partner oder sonst einen Nächsten im Sinne des Wortes. Dann trifft der Satz des Evangelisten Johannes (Joh 5,7) zu: *„Herr, ich habe keinen Menschen..."* [1].

Es sei noch ein Gedanke zur *Zusammenarbeit* angefügt, die im Rettungsdienst regelmäßig kameradschaftlich geprägt ist – hier wird der Begriff *Team* noch durchgehend mit Leben erfüllt.

Gelegentlich gibt es Reibungen mit den Hausärzten, wenn diese sich vielleicht übergangen oder auch examiniert fühlen – oder umgekehrt dem Rettungsdienst Auflagen machen wollen, die dessen Selbstverständnis widersprechen. Häufiger sind dagegen Reibungspunkte zwischen den Mitarbeitern des Rettungsdienstes und denen der Kliniken. Bei der *Übergabe von Notfallpatienten*, sei es im Rettungsdienst oder in der Klinik, sind Hybris und Belehrungen fehl am Platz – es ist davon auszugehen, dass auch der andere nach Kräften zum Wohl des Patienten handelt. Offensichtliche Fehler sollen jedoch nicht vertuscht, sondern ruhig und sachlich besprochen werden.

Während die vorausschauende Frei- oder Abmeldung von klinischen Behandlungskapazitäten eine anonyme bürokratische Entscheidung ohne unmittelbare ethische Relevanz ist, ist dies beim *konkreten Hilfeersuchen eines Notarztes aus dem Einsatz* heraus nicht der Fall. Der diensthabende Klinikarzt entscheidet unmittelbar und persönlich über Aufnahme oder Abweisung. Die medizinischen Möglichkeiten auch kleiner Kliniken übersteigen grundsätzlich diejenigen des Notarztes im Rettungsmittel. Daher ist es die sittliche Pflicht des Klinikarztes, dem Notarzt und dessen Patienten beizustehen – die Verlegung des Patienten nach Erstversorgung und Stabilisierung bleibt unbenommen.

Erfahrungen bei Kindern und Jugendlichen

Notfälle bei Kindern sind meist angstbesetzt, sei es im Rettungsdienst oder in der Klinik. Es gilt, Ruhe zu bewahren und Ruhe auszustrahlen; dies nicht zuletzt auch mit Blick auf die Angehörigen, deren Einfluss ambivalent ist – sie können hilfreich sein oder die Situation bis zur Unerträglichkeit erschweren.

Die ärztliche Kunst liegt im „wenig und rechtzeitig" – es sollen nur unverzichtbare Maßnahmen erfolgen, diese aber noch zeitgerecht. Der volle Ernst der Situation wird oft erst nach dem Ende des ggf. „routiniert bewältigten" Einsatzes bewusst – dieses *bewusst werden* ist wichtig und muss zugelassen werden, weil nur so eine innerliche Auseinandersetzung mit dem Erlebten und auch dessen Bewältigung möglich wird.

Notfälle im Kindesalter spielen sich darüber hinaus zwischen zwei Extremen ab – dem medizinisch unbedenklichen Ereignis, das bisweilen eine humorvolle Komponente hat, und dem tiefsten Erschrecken, tiefsten Leid und größten Unheil, das gottlob selten ist. Zum ersten Bereich zählt folgendes Beispiel:

- Bei einem Notarzteinsatz unter der Indikation „Stichverletzungen mit Kinderbeteiligung" bot sich nach längerer Anfahrt folgendes Bild: Der Vater saß mit einer blutenden Stichverletzung einer Hand am Küchentisch, der kleine Sohn mit einer unbedeutenden Schnittverletzung daneben. Was war geschehen? Das Kind hatte sich etwas ungeschickt bei dem verbotenen Spiel mit einem Messer verletzt, und der Vater hatte zu einem sicher wohlgemeinten „erzieherischen Klaps" ausgeholt, der aber wegen der reflexartigen Abwehrbewegung des Sohnes, der das Messer noch in der Hand hielt, mit einer Verletzung der väterlichen Hand endete. Beim Eintreffen war der Familienfriede wiederhergestellt, der Vater war ruhig, das Kind lachte und weinte zugleich, und die notärztliche Intervention blieb auf einen Verband vor dem Transport zur chirurgischen Versorgung beschränkt.

Weitere Einsätze, die meist routiniert zu bewältigen sind und kaum ins Bewusstsein dringen, sind Fieberkrämpfe und respiratorische Notfälle wie die Epiglottitis und die Laryngotracheobronchitis (bestimmte Entzündungen der Atemwege). Diesen steht das Schreckensbild des *Plötzlichen Kindstodes* (englisch SIDS; Sudden Infant Death Syndrome) gegenüber, früher mitfühlender und treffend als *Krippentod* bezeichnet. Die Eltern finden ihr Kind leblos vor, sie beginnen vielleicht mit Wiederbelebungsmaßnahmen oder sie sind fassungslos und handlungsunfähig. Alle Beteiligten stehen unter einem ungeheuren Erwartungs- und Handlungsdruck, so dass die Helfer des Rettungsdienstes oft – auch wider besseres Wissen – mit der Wiederbelebung beginnen. Dies ist aus zwei Gründen zu rechtfertigen. Zum einen werden durch den Wiederbelebungsversuch für das gesamte Team auch letzte Zweifel am Tod des Kindes beseitigt, und zum andern wäre Untätigkeit den Eltern wohl kaum zu vermitteln. Das Leid der Eltern ist unermesslich; davon zeugen zahlreiche alte und neue Gedichte (Tafel 13) und manche Todesanzeigen – in meiner Heimat verbunden mit der Ankündigung des „Engelamts" für das verstorbene Kind (Tafel 14).

Aus den Kindertotenliedern

Oft denk' ich, sie sind nur ausgegangen,
bald werden sie wieder nach Haus gelangen,
der Tag ist schön, o sei nicht bang,
sie machen nur einen weitern Gang.

Jawohl, sie sind nur ausgegangen,
und werden jetzt nach Haus gelangen,
o sei nicht bang, der Tag ist schön,
sie machen den Gang zu jenen Höhn.

Sie sind uns nur vorausgegangen,
und werden nicht hier nach Haus verlangen,
wir holen sie ein auf jenen Höhn
im Sonnenschein, der Tag ist schön.

Auf den Tod eines Kindes

Du kamst, Du gingst mit leiser Spur,
ein flücht'ger Gast im Erdenland;
woher? Wohin? Wir wissen nur:
Aus Gottes Hand in Gottes Hand.

Tafel 13: Ein Gedicht aus den Kindertotenliedern von Friedrich Rückert (1788 - 1866) und das Gedicht „Auf den Tod eines Kindes" von Ludwig Uhland (1787 - 1862) – Denkmale von Trauer und Hoffnung [8].

Unter dem Schutz des Höchsten

Denn er befiehlt seinen Engeln,
dich zu behüten auf all deinen Wegen.
Sie tragen dich auf ihren Händen,
damit dein Fuß nicht an einen Stein stößt.

Tafel 14: Über Todesanzeigen für Kinder steht häufig ein Ausschnitt aus dem Psalm 91 [1].

Kindliche Notfälle können ein Ausmaß erreichen, das menschliche Vorstellungskraft fast übersteigt. Zwei Beispiele seien genannt:

- In meiner Weiterbildungszeit an der Universitätsklinik Gießen wurden wir mit dem Notarztwagen in einen Nachbarort zu einem häuslichen Unfall alarmiert. Wir betraten eine Wohnung, die gerade von einem jungen Paar bezogen wurde; das Umzugsgut war noch nicht eingeräumt, ein Teil der Möbel stand lose im Raum. Es war gegen Abend, und die Eltern hatten ihr etwa sechs oder acht Jahre altes Kind kurz allein gelassen, um Lebensmittel einzukaufen. Bei der Rückkehr fanden sie ihr Kind tot. Es hatte an dem noch nicht befestigten Schreibschrank seines Jugendzimmers gerüttelt; dabei war dieser nach vorn gekippt und die Vorderkante der Schreibplatte hatte den Hals des Kindes gegen das Fußteil eines Bettes gedrückt – jede Hilfe kam zu spät.

- Im zweiten Fall war ich abends in der Klinik nach einer Feierstunde in festlicher Kleidung auf dem Weg nach Hause. Im Ambulanzbereich nahe der Pforte bemerkte ich ein Laufen und eine Unruhe, die nichts Gutes ahnen ließen, so dass ich nachsah. Es bot sich folgendes Bild: Eine chirurgische Assistenzärztin hatte im Flurbereich vor dem Schockraum gerade mit Wiederbelebungsmaßnahmen bei einem auf dem Boden liegenden Mädchen begonnen, das der noch daneben stehende Vater dort hingelegt hatte; mehrere Mitarbeiter kamen gerade zu Hilfe. Wir brachten das Kind in den unmittelbar angrenzenden Schockraum, schlossen die Tür und mussten bald feststellen, dass alle Mühen vergebens waren: Das Kind wies sichere Zeichen des Todes auf, und die Halswirbelsäule war abnorm beweglich. Was war geschehen? Der Vater hatte seine neun Jahre alte Tochter nach eigener Aussage in der Scheune an einem Strick hängend gefunden, als er mit dem Auto auf den Hof seines landwirtschaftlichen Betriebes fuhr – er hatte das Kind im Scheinwerferlicht bemerkt, abgeschnitten und gemeinsam mit der Mutter in das nahe Krankenhaus gebracht. In der Kleidung des Kindes befand sich deutlich sichtbar ein Brief, darin stand – verzweifelt, mit ungefügter Schrift und zahlreichen Schreibfehlern – dem Sinne nach: „Keiner hat mich lieb“ – Eltern, Geschwister, Lehrer, Schulkameraden. Ich las den Brief, blickte in das Gesicht des Kindes und sah eine Mischung aus tiefem Trotz und Verzweiflung – früh, fremd und kalt stand der Tod in den Zügen, nicht erwartet und vertraut wie beim alten Menschen. Ich ging hinaus, auf den Vater zu, den ich schon kannte, es war eine leidgeprüfte Familie, die nicht auf der Sonnenseite des Lebens stand. Er begann sofort zu reden: „Sie wollte sicher nur spielen, sie wollte mich sicher nur erschrecken..." Den Tod seines Kindes hatte er schon erahnt, das musste ihm niemand mehr sagen. Ich hielt es intuitiv für meine Pflicht, bei der Wahrheit zu bleiben, und wie lange hätte sie wohl verheimlicht werden können? Also sagte ich zuerst: „Herr..., es tut uns so leid, aber wir konnten... nicht mehr helfen", und dann: „Sie haben den Brief doch selbst gesehen..." Was folgte, war kaum zu ertragen; Vater und Mutter schrien laut, vor Schmerz und auch vor Wut über den anderen, sie gaben sich gegenseitig die Schuld an diesem Verhängnis. Ich wusste mir keinen Rat, die Situation im Schockraum war geradezu unerträglich – ein totes Kind und die wie von Sinnen tobenden Eltern. Da betrat der wie immer bei einem Sterbefall herbeigerufene Krankenhausseelsorger den Raum. Pater Egon Kettern CM (= Congregatio Missionis; der Orden der Vinzentiner) war mehr praktischer Seelsorger als wissenschaftlicher Theologe, und er tat etwas ganz Vorbildliches. Er sagte nur: „Hier kann man erst mal gar nichts sagen" – und blieb mitten im Raum stehen, wie ein Fels in der Brandung, an der Kleidung als Priester erkennbar. Nach einer Weile beruhigten sich die Eltern, dann begann er mit ihnen zu beten, und es kehrte so etwas wie Frieden ein – ich bin sicher, dass so auch in diese äußerste Bedrängnis noch ein Strahl der Liebe und der Hoffnung Gottes gefallen ist. Ich muss oft an diese Situation denken, erwähne sie häufig im Ethikseminar für Studierende oder Ärzte und betone dabei: *Standhalten und Farbe bekennen.*

Leider bleiben auch kindliche Notfälle nicht auf einzelne Kinder beschränkt; es können auch *mehrere Kinder* gleichzeitig betroffen sein:

- So wurde ich als Leitender Notarzt zu einem „Feuer mit Menschengefährdung" in einem Reihenendhaus einfacher Bauweise alarmiert, in dem sich zum Zeitpunkt des Brandes gegen 08:15 Uhr 16 Menschen aufhielten. Das Feuer war in einem Kinderzimmer im Erdgeschoss entstanden, hatte auf die Diele übergegriffen und unter der Treppe gelagertes Material entzündet. Als die Bewohner im Obergeschoss den Brand bemerkten, war die Treppe bereits so geschädigt, dass mehrere Stufen unter den

Flüchtenden zerbrachen. Bei meinem Eintreffen waren die Rettungskräfte dabei, drei Kinder im Alter von 5, 11 und 15 Jahren zu reanimieren; zwei weitere Kinder im Alter von 8 und 10 Jahren und ein Erwachsener waren schwer verletzt. Darüber hinaus waren 10 unverletzte Hausbewohner und 12 Nachbarn, die ihr Haus hatten räumen müssen, zu versorgen. Der Einsatz verlief routiniert, es waren genügend Rettungskräfte vorhanden, und unter großen Mühen konnten alle drei Kinder „primär erfolgreich“ reanimiert und in die Krankenhäuser gebracht werden. Die unverletzten Beteiligten wurden im nahe gelegenen Gerätehaus einer Ortsfeuerwehr von ehrenamtlichen Kräften liebevoll versorgt, und mehrere Notfallseelsorger und Psychologen von Feuerwehr und Polizei kümmerten sich vor allem um die unverletzten Bewohner des in Brand geratenen Hauses. Ich hatte durchaus Mühe, bis zu der vermeintlichen Mutter der drei reanimierten Kinder vorzudringen – es war, wie sich später herausstellte, die Großmutter (die Mutter der Kinder ist mir unbekannt geblieben). Ich sagte der Großmutter, dass alle drei Kinder reanimiert worden seien, ich aber nicht wisse, ob sie überleben würden. Diese mehr geahnte Befürchtung wurde nur zu bald wahr; eines der Kinder verstarb kurz nach der Klinikaufnahme an den Folgen der Brandgasvergiftung, die beiden anderen wenige Tage später. Das Ereignis wurde in der Presse breit dargestellt und kommentiert – Schlagzeilen wie „Grauenhaft, was hier passiert ist“, „Die Tragödie von...“, „Schock und Tränen in der Siedlung“ prägten das Bild. Es schloss sich eine Welle der Hilfsbereitschaft an, darunter ein Benefiz-Fußballspiel zugunsten der Betroffenen. Und dann das bittere Ende: Nach einem Jahr nahm sich die Großmutter der verstorbenen Kinder das Leben – es war über ihre Kräfte gegangen. Weder die Psychosoziale Notfallversorgung (PSNV) durch professionelle Helfer noch die gut gemeinte öffentliche Unterstützung hatten es verhindern können, und im entscheidenden Moment war niemand zur Stelle.

Es stellt sich die Frage, wie viel medienwirksame Öffentlichkeit ein Mensch erträgt, der nicht an dieses Umfeld gewöhnt ist – ein Umfeld, dem auch daran gewöhnte Menschen nicht immer gewachsen sind und an dem auch sie zerbrechen können.

Erfahrungen bei alten Menschen

Notärzte und andere Helfer werden unausweichlich und regelmäßig mit Notfällen bei alten Menschen konfrontiert, die am Ende ihres Lebensweges angekommen sind – hier ist ein besonderes Maß an Abwägung erforderlich, ohne dass dies in eine allgemein resignative Grundhaltung umschlagen darf.

Die Spanne ist groß. Es gibt den still und friedlich eingeschlafenen alten Menschen; der Tod steht wie ein Freund in das Gesicht geschrieben, die Wohnung ist sauber und aufgeräumt, vielleicht steht noch eine Tasse im Spülbecken. Es gibt aber auch den alten Menschen, der halb verwest in einer völlig vermüllten Wohnung gefunden wird – augenscheinlich von niemandem vermisst.

In einem Notarztdienst habe ich die folgenden drei Einsätze in Alten- und Pflegeheimen in dichter Folge erlebt:

- Der erste Einsatz erfolgte bei einer Patientin mit hochgradiger Demenz; sie war regelrecht eingedämmert, kaum noch weckbar und eine Kontaktaufnahme unmöglich. Seitens der Pflegekräfte bestand der Verdacht auf eine schwere Entzündung (Phlegmone) im Unterschenkelbereich, der sich aber nicht bestätigte. Nach Rücksprache mit dem Hausarzt, der die Patientin genau kannte, und im Konsens aller Beteiligten unterblieben alle Maßnahmen. Die Patientin blieb in ihrem Zimmer und wurde weiter vom Hausarzt versorgt, dies auch in der Kenntnis, dass sie im Heim versterben würde.
- Beim zweiten Einsatz unter dem Stichwort „Reanimation" war eine alte Frau aus der sog. *Ruhegruppe* (bestehend aus nicht mehr kontaktfähigen demenzkranken Bewohnern) vor dem Andachtsraum des Heimes in ihrem Stuhl zusammengebrochen. Die kurz zuvor eingetroffene Besatzung des Rettungswagens hatte nicht mit der Wiederbelebung begonnen und verwies auf die bereitliegende Patientenverfügung. Genau besehen traf diese auf die konkrete Situation zwar kaum zu („Wenn ich unheilbar krank bin…"); letztlich war diese Unterlassung aber richtig – von einem selbstbewussten oder selbstbestimmten Leben konnte schon vor dem Ereignis keine Rede mehr sein. Der Hausarzt wurde informiert und erklärte sich bereit, die Todesbescheini-

gung zu erstellen, da der Rettungsdienst keine Maßnahmen getroffen hatte und die Patientin ihrem Hausarzt gut bekannt war.

- Beim dritten Einsatz lag eine alte Frau mit bekannter hochgradiger Demenz im Todeskampf (Agonie) mit Schnappatmung in ihrem Bett. Der ebenso alte Ehemann wurde telefonisch erreicht, er war verzweifelt, es solle „alles gemacht werden." Die rechtliche Betreuung lag jedoch beim Sohn, der die Hoffnungslosigkeit der geschilderten Situation erkannte und mit der vorgeschlagenen palliativen Versorgung einverstanden war. Nach Rücksprache mit der Hausärztin erhielt die Patientin zur Linderung ihrer Atemnot Morphin; die Hausärztin hat dann am Nachmittag nochmals nach der Patientin gesehen.

Wenn der erste und zweite Einsatz auch schlüssig und klar erscheinen, muss beim dritten Einsatz doch die Situation des Ehemannes bedacht werden. Die juristische Lage war eindeutig, die Betreuung oblag dem Sohn – damit ist die menschliche Seite aber nicht erfasst. Nach Angaben der Pflegekräfte hatte der Ehemann seine Frau regelmäßig besucht, und niemand weiß, welche Interaktionen hier noch möglich waren. Ich habe dafür den Begriff *emotionale Nähe* geprägt – es ist eben nicht gleichgültig, ob ein Unbekannter oder eine vertraute Person im Zimmer sind oder neben dem Bett sitzen, welchen Klang die Stimme hat (ob sie vertraut oder unvertraut ist), ob jemand die Hand hält oder über den Kopf streicht (oder eben nicht). Weiter ist es offenkundig, dass sich auch in Situationen, die von Außenstehenden als vollständig hoffnungslos und schier unerträglich betrachtet werden, für die in der Situation Stehenden eine Gewöhnung und Anpassung und damit ein Gleichgewicht einstellt, das von außen kaum bewertet werden kann und gelegentlich Unverständnis hervorruft. Dann ist es schwer, dem Verlangen, „alles zu tun", menschlich einfühlsam zu begegnen und zur „Vernunft" zu raten.

Inge Jens, die Ehefrau des am 9. Juni 2013 im Alter von 90 Jahren verstorbenen Tübinger Ordinarius für Rhetorik Walter Jens, hat über den Leidensweg ihres an Demenz erkrankten Mannes in einem Interview mit Marc Herwig (Trierischer Volksfreund vom 19. Juli 2009) berichtet:

„Ich weiß, dass mein Mann, so wie er jetzt leben muss... niemals hat leben wollen... Er hat seinen Lebenswillen durch die Demenz nicht verloren. Sein Lebenswille bezieht sich nicht mehr auf sein geistiges Wirken. Er hat sich zu einem biologischen Leben in einem Maße verschoben, wie ich es selbst nicht für möglich gehalten hätte. In unserer Patientenverfügung haben wir... eine gute Formulierung gefunden: ‚...dann verlange ich, dass alle medizinischen Maßnahmen unterbleiben, die mich am Sterben hindern'. Es steht nicht da: Bitte bringt mich um... Manchmal redet er noch ein paar Worte: ‚Bitte, bitte hilf mir.' Das kann er noch sagen – angsterfüllt und natürlich doppeldeutig. Es kann bedeuten, hilf mir zu sterben, es kann aber auch heißen, hilf mir zu leben. Er sagt auch oft: ‚Ich will nicht sterben'. Neulich hat er gesagt: ‚Nicht totmachen, bitte nicht totmachen.' Ich würde auf jeden Fall verhindern, dass er ins Krankenhaus eingeliefert wird. Ich möchte, dass... er zu Hause sterben kann. Lebensverlängernde Maßnahmen möchte ich nicht, wohl aber möchte ich ihm seine Qual nehmen..."

Hier spricht die letzte Not eines Menschen, der sich wohl nur noch gegenüber einer vertrauten Person – wie durch eine erstickend dicke Watteschicht hindurch – äußern kann.

So vernünftig und zugleich menschlich es sein kann, auf lebensverlängernde Maßnahmen zu verzichten, so sehr besteht aber auch die Gefahr, dass sich dieser Ansatz im Sinne einer *ethischen Fehlbahnung* verselbstständigt oder unreflektiert übernommen wird. Hier ein Beispiel:

- Der Notarzteinsatz in einem Wohnstift erfolgte unter dem Stichwort „Schlaganfall 92 Jahre", wobei das Einsatzstichwort sicherlich weniger Emotionen hervorruft als „Kindlicher Ertrinkungsunfall". Wir trafen auf eine Patientin, die sich in einem altersgemäß sehr guten Allgemein- und Pflegezustand befand. Sie hatte in den Arzträumen des Wohnstifts plötzlich eine Halbseiten- und Gesichtslähmung erlitten und wollte nicht ins Krankenhaus. Ich musste mich auf gutes Zureden verlegen: „Frau..., Sie sehen so gut aus und sind völlig klar im Kopf, das wollen wir doch zusammen versuchen." Danach stimmte sie zu, und nach der klinischen Behandlung mit Auflösung des Blutgerinnsels war sie am nächsten Tag – ganz wörtlich genommen – wiederhergestellt. Auch wenn die Wiederherstellung des vorbestehenden Zustands sicher zeitlich sehr limitiert war, so war es doch ein kleiner Erfolg – und wer möchte entscheiden, dass der Versuch (gar ab einer genau definierten Altersgrenze) zu unterbleiben hätte?

Andererseits habe ich es erlebt, dass ein alter Mensch noch während der Erstmaßnahmen des Rettungsdienstes aus seiner Bewusstlosigkeit erwacht, die Helfer regelrecht wegstößt und sagt: „Ich will das nicht!“ Dann ist es sein Recht, an Ort und Stelle zu bleiben und dort zu sterben – dem Notarzt bleibt dann noch die Pflicht, die Hintergründe zu klären und den Hausarzt zu verständigen, der vielleicht die letzte Begleitung übernimmt. Auch da ist die Spanne weit, sie reicht von „Selbstverständlich, Frau ... ist ja meine Patientin“ bis (leider) hin zu einem „Als ob wir sonst nichts zu tun hätten.“

Erfahrungen in besonderen Situationen

Die folgenden Erfahrungen habe ich vor allem bei meinen Einsätzen als *Leitender Notarzt* gemacht. Ein Leitender Notarzt wird z. B. bei einem Massenanfall von Verletzten oder Erkrankten alarmiert, bei dem eine größere Zahl von Patienten zu versorgen ist.

Eine der wichtigsten Aufgaben des Leitenden Notarztes ist die *Sichtung* [31], bei der die Patienten ohne Ansehen der Person hinsichtlich ihres medizinischen Versorgungsbedarfs beurteilt werden (siehe Kapitel „Spezielle Aspekte“). Die Bewertung erfolgt unter hohem Zeitdruck, so dass der schicksalhafte Hintergrund der Betroffenen zunächst nicht ins Bewusstsein dringt – und dies im Interesse der gleichmäßigen Versorgung auch nicht soll. Umso wichtiger ist es, sich selbst und allen Helfern die Umstände des Einsatzes nach dem Ereignis nochmals vor Augen zu führen und sie zu verarbeiten:

- Bei einem Einsatz als Leitender Notarzt auf einer Bundesstraße lagen die Verletzten noch auf der Fahrbahn. Ich lief von Patient zu Patient, ein rascher Blick und eine orientierende Untersuchung, dann wurden sie einem Rettungsteam zugeteilt. Eine am Boden liegende, junge und sehr hübsche asiatische Frau blickte mir entgegen, und ich sagte: „Bewegen sie mal Arme und Beine." Die Antwort: „Das kann ich leider nicht"; sie hatte eine hohe Querschnittslähmung erlitten und würde – von einem Moment auf den anderen – für den Rest ihres Lebens wohl auf den Rollstuhl angewiesen sein. Ich will auch eine eigene schwere Fehlleistung bei diesem Einsatz nicht verschweigen. Als eine vielleicht etwas aufdringlich wirkende junge Frau hinzukam und fragte „Ich bin Intensivschwester, kann ich helfen?" gab ich die barsche Antwort: „Ja, Sie können schon mal Kaffee kochen" – dafür schäme ich mich und muss diese hilfsbereite Frau sehr um Entschuldigung bitten.

- Ein anderes Mal hatte ich mich besser unter Kontrolle. Bei einem Einsatz als Leitender Notarzt auf einer Bundesstraße waren ein Kleinbus und ein Pkw im dichten Morgennebel frontal zusammengestoßen. Von den zehn Verletzten starben zwei noch an der Unfallstelle. Meine damals 16 Jahre alte Tochter Annemarie war auf ihre Bitte hin mit zum Einsatz gekommen; ich wusste ihr den Anblick der Toten zu ersparen. Als alles schon weitgehend geordnet und „abgearbeitet" war, standen plötzlich zwei Helfer in grauer Sanitätskleidung vor mir, die sich nach dem Alarm über etliche Kilometer auf den Weg gemacht hatten. Ihre Frage war: „Toni, wo können wir dir noch helfen?" Mir war klar, dass ich sie nicht wegschicken durfte – wie könnten sie sich sonst beim nächsten Mal wieder auf den Weg machen? Besonders traurig war der Umstand, dass es sich bei den tödlich verletzten um ungarische Saisonarbeiter handelte, die doch in der Fremde ihr Brot suchten und nicht mehr zu ihren Familien zurückkehren würden.

Der *Tod in der Fremde* ist ein eigener Aspekt, der mir auch bei einem „normalen" Notarzteinsatz vor Augen trat:

- Auf der Autobahn bei Hannover waren nachts bei einem Starkregen drei Pkw kollidiert. Die zuerst eingetroffene Notärztin wies mich in die Lage ein. Ein junger Mann und eine junge Frau lagen vor ihrem völlig zerstörten Fahrzeug, sie waren tot und bereits abgedeckt; darüber hinaus waren zwei weitere Männer verletzt, von denen sie mir einen zuteilte. Damit war eigentlich alles getan. Jedoch – nach kurzer Zeit kam ein Mitarbeiter der

„Unfallforschung“, der die technischen Aspekte des Unfalls aufnahm, und sagte: „Bitte kommen Sie doch mal mit, ich muss Ihnen was zeigen.“ Vielleicht 100 Meter vor den beschädigten Fahrzeugen lag ein totes Kleinkind im Mittelstreifen der Autobahn, das Hinterhaupt breit eröffnet, Becken und Beine in Fehlstellung. Das Auto der Eltern, die Familie war wohl auf der Durchreise aus Polen, hatte noch vor dem eigentlichen Unfall die Leitplanke gerammt – dabei war das Kind herausgeschleudert worden. Erst danach waren die drei Fahrzeuge kollidiert und die Eltern getötet worden. Wenn das Kind in dem unter Wasser stehenden Seitengraben gelegen hätte, wäre es vielleicht gar nicht gefunden worden. Nur mit Mühe gelang es, die Angehörigen in Polen zu erreichen. Was für eine Nachricht; eine ganze Familie ausgelöscht – und ich kenne den Gedanken, dass ein solcher Anruf auch mich einmal erreichen könnte.

Es seien weitere Beispiele mit besonderem *schicksalhaftem Hintergrund* genannt, die in verschiedener Hinsicht über das bisher Genannte hinausgehen:

- Bei einem Verkehrsunfall mit einem im Sterben liegenden Hirnverletzten war es der Notärztin und der Rettungsleitstelle nicht gelungen, ein aufnahmebereites Krankenhaus zu finden. Nach meinem Eintreffen als Leitender Notarzt nahm ich Telefonkontakt mit einem mir bekannten Arzt im nächstgelegenen geeigneten Krankenhaus auf, und dann ging es doch. Soweit alltäglich, bis auf den Hintergrund. Schnell stellte sich heraus, dass sich der Unfall vor dem Elternhaus des jungen Mannes ereignet hatte, und er mit seinem Pkw mit hoher Geschwindigkeit in einen Lkw gerast war, an dessen Lenkrad sein Bruder saß – dieser war unverletzt geblieben. Damit nicht genug; vom herbeigeeilten Hausarzt kam eine weitere Information: Der Vater der Familie hatte sich kurz zuvor selbst getötet. Und dann das vorbildliche kollegiale Angebot: „Machen Sie das hier draußen, ich kümmere mich um die Mutter“ – die wartete im Haus und musste nun das ganze Elend erfahren.

- Bei einem der sog. *Disco-Unfälle*, die typischerweise in der Nacht zum Samstag oder Sonntag erfolgen (sie „ereignen“ sich weder noch sind sie „tragisch“, da sie wissentlich riskiert werden), war ein junger Mann – offensichtlich im Rahmen einer Wette – an der Kreuzung zweier Bundesstraßen von der Stoppstraße aus gestartet, als sich auf der Vorfahrtstraße ein Fahrzeug näherte. Er startete zu spät, das andere Fahrzeug traf ihn genau an der Seite, und das kostete ihn das Leben. Sein Nachruf in der Zeitung spricht für sich (Tafel 15).

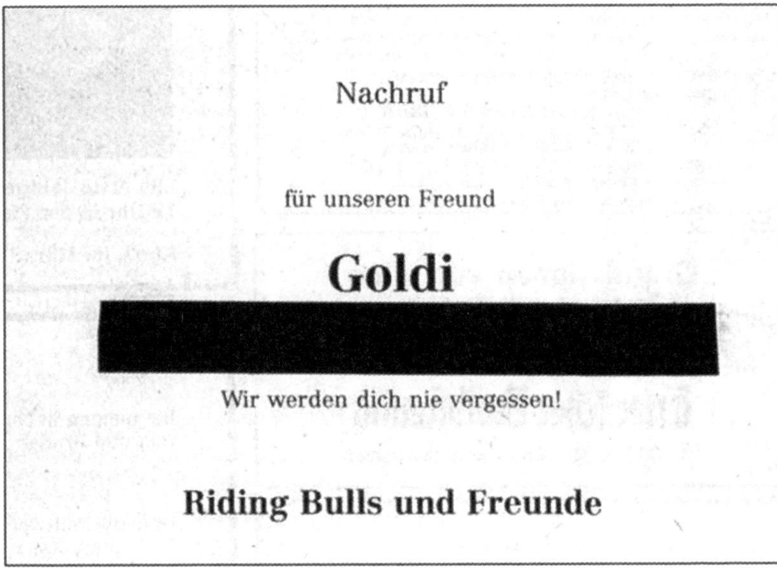

Nachruf

für unseren Freund

Goldi

[redacted]

Wir werden dich nie vergessen!

Riding Bulls und Freunde

Tafel 15: Dieser Nachruf spricht für sich.

- Bei einem anderen Unfall dieser Art hatte ein sog. *Geisterfahrer* sich selbst und fünf weitere Menschen in den Tod gerissen. Hinter der Frontscheibe des Geisterfahrers war ein Schild festgeklemmt (Tafel 16) – und im Kofferraum fanden wir eine Kiste Bier, die nun nicht mehr mit den Mitwettenden getrunken werden konnte.

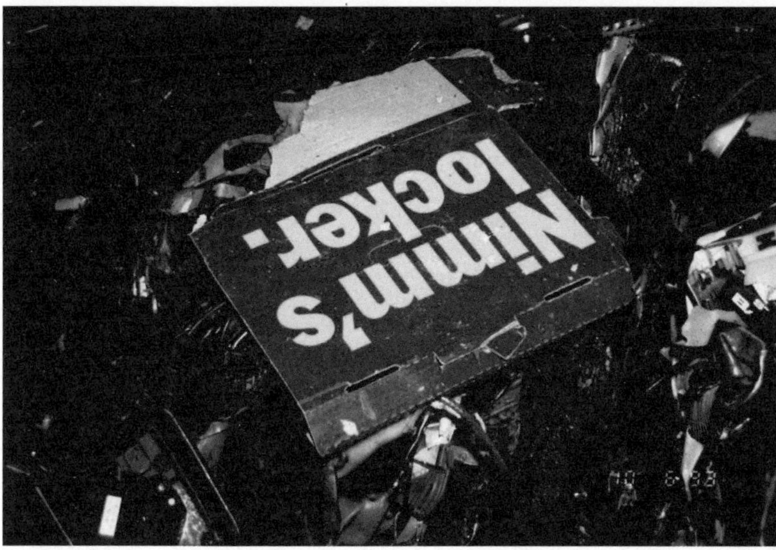

Tafel 16: Hinter der Frontscheibe eines Geisterfahrers gefunden – da fehlen die Worte.

Wenn es irgend geht, lese ich die *Todesanzeigen* in der Zeitung genau. Da gibt es zunächst große konfessionelle und landsmannschaftliche Unterschiede – aber auch Hinweise auf persönliche Schicksale. Es rührt mich besonders an, wenn (oft sehr alte) Eheleute in geringem Abstand sterben und sich bewusst aufgeben, wenn der andere „vorausgegangen" ist – wie ich das in der eigenen Familie einmal erlebt habe. Besonders traurig und erschütternd ist es aber, wenn die Gesichter zweier junger Menschen zusammen mit einem Motorrad und dem Spruch „Ihr Leben – Ihr Tod" abgebildet sind (Tafel 17).

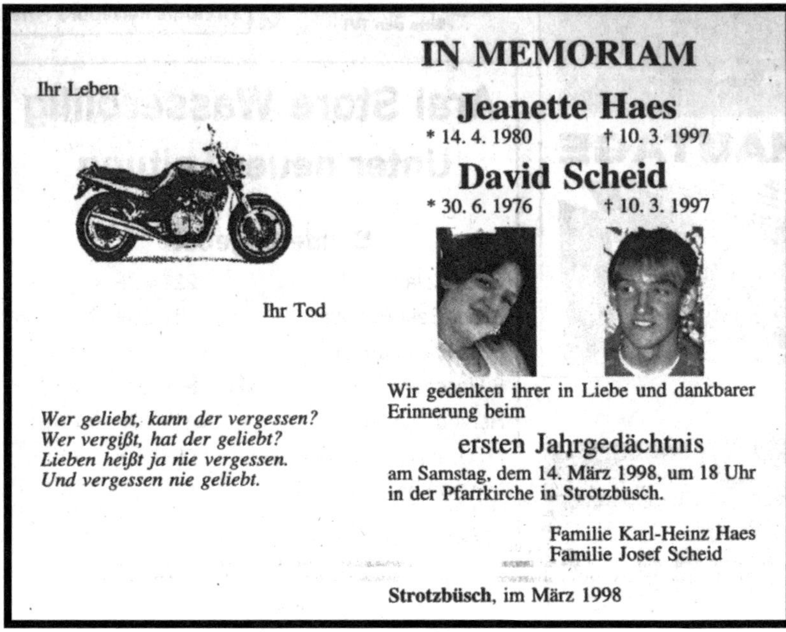

IN MEMORIAM

Jeanette Haes

* 14. 4. 1980 † 10. 3. 1997

David Scheid

* 30. 6. 1976 † 10. 3. 1997

Ihr Leben

Ihr Tod

Wer geliebt, kann der vergessen?
Wer vergißt, hat der geliebt?
Lieben heißt ja nie vergessen.
Und vergessen nie geliebt.

Wir gedenken ihrer in Liebe und dankbarer Erinnerung beim

ersten Jahrgedächtnis

am Samstag, dem 14. März 1998, um 18 Uhr in der Pfarrkirche in Strotzbüsch.

Familie Karl-Heinz Haes
Familie Josef Scheid

Strotzbüsch, im März 1998

Tafel 17: Zu früh.
Mit herzlichem Dank an die Angehörigen für die Zustimmung zur Wiedergabe.

Wie groß ist der Kontrast zu der Todesanzeige (in Österreich „Parte“ genannt) einer Schneidermeisterin in Ruhe, wonach *„unsere liebe Mutter... nach erfülltem Leben im 95-sten Lebensjahr, versehen mit den hlg. Sterbesakramenten, ihre wohlverdiente Ruhe gefunden hat“* (Tafel 18). Dazu ein fröhliches altes Gesicht, das dem Schöpfer sicher gerne entgegensieht – zur rechten Zeit und nicht zu früh, und in der Hoffnung, den Heilsplan Gottes doch halbwegs erfüllt zu haben.

Das Leben ist vollbracht!

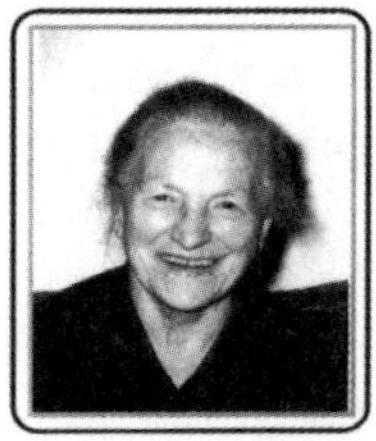

Erna Duregger

geborene Gaisberger

Schneidermeisterin i.R.

* 21.3.1904 +3.5.1998

Wir geben bekannt, daß unsere liebe Mutter, Großmutter, Urgroßmutter, Schwester und Schwägerin nach erfülltem Leben im 95-sten Lebensjahr, versehen mit den hlg. Sterbesakramenten, ihre wohlverdiente Ruhe gefunden hat.

Der Auferstehungsgottesdienst findet am Mittwoch, den 6. Mai 1998 um 14.30 Uhr in der Pfarrkirche Mayrhofen statt. Anschließend begleiten wir die Verstorbene zu ihrer letzten Ruhestätte am Waldfriedhof in Mayrhofen.

Die Seelenrosenkränze beten wir am 4. und 5. Mai 1998 jeweils um 20.00 Uhr in der Friedhofskapelle.

In Liebe und Dankbarkeit:
Tochter Erna mit Franz
Tochter Marianne mit Hans
Schwester Leni
und alle Enkel mit Familien

Mayrhofen, Zell im Zillertal, Schwaz, Radfeld, Innsbruck, Wörgl, Wien, Steinhaus, Zürich

im Mai 1998

Tafel 18: Nach einem erfüllten Leben.
Mit herzlichem Dank an die Angehörigen für die Zustimmung zur Wiedergabe.

Ich habe mir beim Lesen von Todesanzeigen ein *Stoßgebet* angewöhnt:

„Herr, erbarme Dich der armen Seelen und aller, die heute vor dir erscheinen – und aller, die heute Leid ertragen müssen."

Das Gebet ist eine Mischung; der erste Teil geht auf die Figur des Starez Sossima im Roman „Die Brüder Karamasow“ von Fjodor Dostojewski (1821 - 1881) zurück, während der zweite Teil Kaiserin Zita von Österreich (1892 - 1989) bei einem Lazarettbesuch im Ersten Weltkrieg zugeschrieben wird. Dieses kurze Gebet erscheint mir auch angebracht, wenn am Polizei- oder Rettungsfunk ein Todesfall (verschlüsselt als NACA VII, nach einer Graduierung des National Advisory Committee for Aeronautics) durchgegeben wird, oder der Rettungshubschrauber bei einem morgendlichen Einsatz unter dem Stichwort „Eingeklemmter Fahrer mit Schädel-Hirn-Trauma“ wieder abbestellt wird, weil der Fahrer gerade verstorben ist – und mein Blick dabei auf eine Checkliste im Hubschrauber fällt: „Silent cabin“ (Ruhe in der Kabine beim Startvorgang).

Niemand fährt morgens los und rechnet mit einem Unfall oder einem anderen jähen Tod – umso wichtiger ist der alte Rat, niemals im Streit aus dem Hause zu gehen.

Wie wichtig der *Abschied* ist, wurde mir auch in einer anderen Situation klar:

- Ein über 80 Jahre alter Mann war in seinem Haus die Treppe herunter gestürzt. Er lag etwas eingeengt hinter der Haustür, war vollkommen wach und berichtete auf Befragen über leichte Schmerzen im Bereich der Halswirbelsäule. Wir haben ihn sachgerecht versorgt und mit dem Rettungshubschrauber in die MHH gebracht. Dort wurde er nach kurzer Zeit bewusstlos; die weiteren Untersuchungen ergaben (neben nicht lebensbedrohlichen Verletzungen) ein schweres Schädel-Hirn-Trauma mit Schädelbasisbruch und Einblutungen in das Gehirn, woran er verstarb. Ich hatte die Situation vor Ort nicht als bedrohlich eingeschätzt; die alte Ehefrau hatte sich nur kurz verabschiedet und wollte dann später in die MHH kommen – zu spät.

Literatur

31. Gänsslen A, Adams HA: Sichtung und Dokumentation. In: Adams HA, Krettek C, Lange K, Unger C (Hrsg): Patientenversorgung im Großschadens- und Katastrophenfall. Köln: Deutscher Ärzte-Verlag 2014; S 317-326

Intensivmedizin – das Ziel im Auge behalten

Einleitende Gedanken

Das Ziel und seine Begleitaspekte

Das allgemeine Ziel der Notfall- und Intensivmedizin – das selbstbewusste und möglichst auch selbstbestimmte Leben des Patienten – ist in der Intensivmedizin mit zwei besonderen Aspekten verknüpft. Zum einen handelt es sich oft um die *Rückkehr* in ein selbstbewusstes und selbstbestimmtes Leben. Zum anderen ist – in deutlichem Kontrast zur Notfallmedizin – die rechtzeitige Auseinandersetzung mit dem Willen des Patienten und seinen therapeutischen Optionen möglich, woraus *vorsorgliche Entscheidungen* auch im Hinblick auf eine Therapiebegrenzung resultieren können.

Die Forderung nach der *Rückkehr* in ein selbstbewusstes und selbstbestimmtes Leben impliziert, dass dieser Zustand vor Beginn der Behandlung gegeben war – womit sich die Behandlung eines anhaltend kontaktunfähigen Menschen mit hochgradiger Demenz oder einem ähnlichen Krankheitsbild eigentlich verbietet. Aber auch hier gilt es, den Einzelfall zu bedenken. So können Patienten mit einem Darmverschluss (Ileus) oder einer hüftnahen Fraktur nach einem Sturz durch einen begrenzten Eingriff wieder in ihren vorherigen Zustand versetzt – wenn auch nicht „geheilt" – werden. Dann ist es vernünftig und menschlich geboten, die Operation und die dazu erforderliche Anästhesie vorzunehmen, den Patienten unmittelbar postoperativ – auch auf einer Intensivstation – zu überwachen und ihn anschließend auf die Normalstation zu verlegen. Da keine weitergehenden Interventionen erfolgen sollen, kommt auch eine Rückübernahme regelmäßig nicht in Betracht. Der manchmal hart anmutende, aber nicht lieblos gemeinte Jargon der Intensivmedizin hat dafür den Begriff „ohne Rückfahrkarte auf Normalstation" geprägt.

Während diese Situationen eher selten vorkommen, ist das Feld der *vorsorglichen Entscheidungen* wesentlich größer, vielgestaltiger und damit auch schwerer überschaubar. Zunächst geht es darum, den Willen des Patienten zu eruieren. Wenn keine Patientenverfügung vorliegt und der Patient seinen Willen selbst nicht mehr äußern kann, sind der Betreuer bzw. die Angehörigen zu befragen. Dann ist es gut, wenn eine Vorsorgevollmacht vorliegt. In meiner eigenen Patientenverfügung mit Vorsorgevollmacht habe ich darüber hinaus eine allgemeine Betreuungsverfügung getroffen (Tafel 19).

Für den Fall, dass ich nicht mehr in der Lage bin, meinen Willen persönlich zu äußern, treffe ich folgende

Vorsorgevollmacht in Gesundheits- und Aufenthaltsangelegenheiten

und

Betreuungsverfügung:

Vertrauenspersonen bzw. gesetzliche Vertreter sollen sein

- mein Ehegatte… sowie
- unsere Kinder…

Diese sollen gemeinsam entscheiden, wobei die Letztentscheidung beim Ehegatten liegt.

Ziel der medizinischen Versorgung soll meine Rückkehr in ein selbstbewusstes und möglichst auch selbstbestimmtes Leben sein. Wenn dieses Ziel nach sorgfältiger Bewertung nicht mehr erreichbar erscheint, soll auf alle <u>lebenserhaltenden und lebensverlängernden</u> Maßnahmen verzichtet werden.

Ich wünsche ausdrücklich den geistlichen Beistand durch einen katholischen Priester und die Sterbesakramente.

Tafel 19: Meine persönliche Patientenverfügung. Eine alternative Formulierung wäre: „… soll auf alle Maßnahmen verzichtet werden, die mich am Sterben hindern."

Ein noch so sorgfältig formulierter Text kann jedoch nicht alle Eventualitäten abdecken – vor allem ist die Chance auf die Rückkehr in ein selbstbewusstes und selbstbestimmtes Leben nur schwer abschätzbar. Es führt nicht weiter, alle möglichen Umstände und deren Folgen genau definieren zu wollen, wie dies leider vielfach der Fall ist. Weiter fehlt in manchen Vordrucken, die sich detailliert mit den medizinischen Optionen auseinandersetzen und meist auf die „hoffnungslose Situation oder Krankheit“ abstellen, die Möglichkeit, dass ein Patient in hohem Alter – ohne weitere Angaben von Gründen – nicht behandelt werden und in Ruhe sterben will. Dann muss es erlaubt sein, dass es einfach genug ist und die Natur ihren Lauf nimmt, ohne dass sich ihr jemand in den Weg stellt (Tafel 20).

Abrahams Tod und Begräbnis

Er starb in hohem Alter, betagt und lebenssatt, und wurde mit seinen Vorfahren vereint (Genesis 25,7-11).

Ijobs neues Glück

Dann starb Ijob, hochbetagt und satt an Lebenstagen (Ijob 42,17).

Tafel 20: Der Tod kann das herbeigesehnte Ende sein [1] – und muss nicht auf der Intensivstation eintreten.

Die Entscheidungsfindung im Team

Die konkrete Entscheidungsfindung von Ärzten, Pflegekräften und Angehörigen ist nicht einfach und muss verschiedene Faktoren berücksichtigen.

Ausgangspunkt aller Überlegungen ist die – nach menschlichem Ermessen – sichere Hoffnungslosigkeit der weiteren Behandlung. Dies allein wäre aber kein Grund, die Behandlung zu begrenzen oder zu beenden – sofern sie, abgesehen vom Willen des Patienten bzw. des Betreuers oder der Angehörigen – denn „schadlos“ fortzusetzen wäre. Dies ist aber aus drei Gründen nicht der Fall:

1. Niemand weiß, was ein Patient in vermeintlich noch so tiefer Bewusstlosigkeit bis hin zur unmittelbaren Todesnähe empfindet. Ich bin überzeugt, dass zumindest Gefühle wie „geliebt“ oder „ungeliebt“, „geborgen“ oder „ungeborgen“ erhalten sind, und damit wohl auch ein Rest von Schmerz und Leid. Es ist daher zutiefst menschlich und christlich, einen solchen Patienten „gehen zu lassen“ – und ihn, wenn die Zeit denn gekommen ist, nicht daran zu hindern.

2. Darüber hinaus ist es insbesondere für die Pflegekräfte, aber auch für die Ärzte, leidvoll und manchmal unerträglich, einen Menschen ohne Perspektive auf Heilung zu versorgen – was auch für die Angehörigen gelten kann.
3. Das letzte Argument ist zwar das schwächste, aber es ist nicht unsinnig: Die begrenzten personellen und materiellen Mittel im Gesundheitswesen müssen gegenüber der Gesellschaft verantwortlich eingesetzt werden; auch hier wird nicht im wertfreien Raum gehandelt.

Eine *nach menschlichem Ermessen* sichere Hoffnungslosigkeit ist jedoch nicht mit völliger Sicherheit gleichzusetzen – der Mensch kann irren, und es muss alles getan werden, den Irrtum zu vermeiden und so zu handeln, dass alle Beteiligten in ihrer Bewertung *einig* sind.

Zunächst ist es erforderlich, innerhalb des eigentlichen medizinischen Umfelds einen Konsens herbeizuführen. Dabei sind sowohl die einzelnen *Berufsgruppen* als auch die besondere Situation der *Fachrichtungen* zu beachten.

Vielfach sind es die Pflegekräfte, die zuerst die Hoffnungslosigkeit der Situation erkennen; sie stehen ja über Stunden am Bett des Patienten. Es folgen die Intensivmediziner mit engem und anhaltendem Patientenkontakt; oft sind dies dauerhaft auf der Intensivstation tätige Anästhesisten. In der operativen Intensivmedizin folgen die Operateure, die vielleicht nur kurz vor dem Eingriff mit dem Patienten gesprochen, ihn operiert haben und danach nur noch während der Visite auf der Intensivstation sehen. Ihre emotionale Bindung an den Patienten ist oft besonders hoch, wobei zwischen elektiven Eingriffen und Notfalleingriffen zu unterscheiden ist. Ein Operateur, der einen unausweichlichen Notfalleingriff vornehmen muss, ist in einer anderen Lage als ein Operateur, dessen Patient nach einem Wahleingriff in eine lebensbedrohliche Situation gerät – denn hier hat er regelmäßig zum Eingriff geraten und damit besondere Verantwortung auf sich genommen. Nicht zuletzt geht es dann noch um die spezielle *Persönlichkeitsstruktur* des Einzelnen, da auch der stets zaudernde oder vielleicht zum Widerspruch neigende Mitarbeiter – sei es im ärztlichen oder pflegerischen Bereich – mitgenommen werden muss.

Praktisch gehe ich wie folgt vor. Schon frühzeitig spreche ich bei der Visite auf der Intensivstation die konkrete Prognose des Patienten an – und stelle die Frage, ob im Fall des Falles eine Beatmung oder eine Dialyse usw. in Frage kommen. Weiter müssen die Angehörigen so früh wie möglich über den Ernst der Situation unterrichtet werden; dabei ist zu klären, ob es eine Patientenverfügung gibt oder ob sich der Patient mündlich geäußert hat – nicht selten ist dann zu hören, dass ein alter Mensch keinen Lebenswillen mehr gehabt habe. Bei weiterer Verschlechterung des Gesundheitszustandes suche ich zuerst den Konsens mit den Pflegekräften; dabei habe ich öfters gehört: „Wir waren schon gestern soweit." Um den Konsens mit den Operateuren zu finden, braucht es wegen deren anderer emotionalen Bindung manchmal etwas Zeit. Im herzchirurgischen Bereich habe ich dann z. B. mit der Leitenden Intensivschwester Monika Wagemester vereinbart, „den ersten Nagel einzuschlagen" – dies dergestalt, dass bei der Visite gemeinsam und eindringlich auf den bedrohlichen und wohl hoffnungslosen Zustand des Patienten hingewiesen wurde. Die Antwort war oft, dass man doch noch diese oder jene Maßnahme ergreifen könne. Am nächsten Morgen habe ich dann erläutert, dass diese Maßnahmen erfolgt sind, sich der Zustand aber weiter verschlechtert habe. Dann war mehr als einmal zu hören: „Ist ja gut, ich weiß ja Bescheid" – der Operateur hatte diese Zeit gebraucht, um sich mit dem absehbaren Verlust des Patienten auseinanderzusetzen. Ähnliches gilt, wenn ein beliebiges Mitglied des Teams noch Bedenken äußert – der Konsens ist unverzichtbar, auch wenn gilt: *„Art und Ausmaß einer Behandlung sind gemäß der medizinischen Indikation vom Arzt zu verantworten"* [29].

Die Angehörigen

Niemals darf der Eindruck entstehen, dass ein Angehöriger über Tod oder Leben des Patienten entscheiden soll – die ärztliche Verantwortung darf nicht abgeschoben werden. Daher muss das *Angehörigengespräch* mit eindeutiger Zielrichtung erfolgen.

Das Gespräch wird vom verantwortlichen Arzt geführt und soll außerhalb des Krankenzimmers in abgeschirmter Atmosphäre – möglichst in einem speziellen Zimmer – und im Beisein des zuständigen Stationsarztes und der zuständigen Pflegekraft erfolgen. Es sind Aussagen wie „Es gibt keine Hoffnung, wir sollten aufhören“ oder „Bei meiner Mutter würde ich es genauso machen“ geboten, denen ein Angehöriger dann allenfalls widersprechen kann. In den meisten Fällen haben sich die Angehörigen bereits mit der Situation auseinander gesetzt, so dass schnell ein Konsens gefunden wird. Trotzdem wird das Gespräch eine Weile dauern, und der Eindruck von Zeitnot muss dringend vermieden werden – dieser wichtige Augenblick kehrt nicht wieder; er wird den Angehörigen im Gedächtnis bleiben und vielleicht über die Bewältigung des anstehenden Verlustes entscheiden.

Danach müssen die Angehörigen Gelegenheit zum Abschiednehmen erhalten. Manchmal verzichten sie darauf, und das ist zu respektieren. Ansonsten bestärke ich die Angehörigen ganz allgemein und in dieser Situation besonders, mit dem Patienten so zu sprechen, als ob er wach sei, und ihn dabei zu berühren. Ich betone immer, dass eine vertraute Stimme oder eine Berührung ihn vielleicht noch erreichen können (*emotionale Nähe*, siehe Kapitel „Notfallmedizin“). Umgekehrt gilt selbstverständlich, dass bei der Visite alle Gespräche *über* den Patienten – nicht *mit* dem Patienten – im Krankenzimmer zu unterbleiben haben, auch wenn der Patient noch so tief bewusstlos erscheint.

Im Ausnahmefall sind Angehörige nicht zur rationalen Bewertung der Situation fähig; dann kann ein Satz fallen wie „Meine Mutter darf nicht sterben!“ – sehr erregt und mit Fußstampfen vorgebracht. Die konkreten Hintergründe für dieses Verhalten sind akut kaum zu eruieren; vielleicht liegt der letzte Besuch (etwa im Pflegeheim) schon lange zurück, oder es liegen andere Versäumnisse oder Ängste zugrunde. Hier muss situationsgerecht reagiert werden – vom mitfühlenden Schweigen und einer Berührung bis hin zur deutlich formulierten Frage, wie lange denn der letzte Besuch zurückliege – dies etwa, wenn unangebrachte Vorwürfe in den Raum gestellt werden.

Das Umsetzen der getroffenen Entscheidung

Das *Umsetzen der getroffenen Entscheidung* kann auf verschiedenen Wegen erfolgen. Oft wird die Therapie „eingefroren“, also auf den bisher erreichten Umfang begrenzt, damit sich der Zustand des Patienten im vorgegebenen Rahmen vielleicht doch noch verbessern kann. Dieser *Therapiebegrenzung* steht die *Therapiebeendigung* gegenüber, bei der die getroffenen Maßnahmen – bis hin zum Abschalten des Beatmungsgeräts oder zur Entfernung des Beatmungstubus – beendet werden, um dem natürlichen Verlauf der Erkrankung nichts mehr in den Weg zu stellen. Darauf wird noch einzugehen sein.

Wenn die Therapie beendet wird, muss der verantwortliche Arzt am Krankenbett stehen – er muss standhalten. Auch soll er die entscheidenden Handgriffe selbst vornehmen und das nicht jüngeren oder nachgeordneten Mitarbeitern überlassen.

Es sind weitere Aspekte zu beachten. Eine Therapiebegrenzung kann quälend sein, wenn der Tod nicht (wie erhofft) rasch eintritt, sondern der Patient lange und sichtbar mit dem Tode ringt. Dann muss alles getan werden, um den Todeskampf, die Agonie, zu erleichtern – vor allem muss alles getan werden, um den Patienten schmerz- und angstfrei zu halten. Wie einleitend bereits ausgeführt, ist die Schmerzbekämpfung um den Preis der Lebensverkürzung dann sowohl erlaubt wie auch sittlich geboten.

Manchmal kann eine Therapiebegrenzung zu einem Zustand führen, der das Leiden, etwa bei völlig unzureichendem Kreislauf, nur noch verlängert. Dann ist es besser, die Therapie einzustellen und dem Leid so ein Ende zu setzen.

Bei manchen Erkrankungen (wie unheilbaren Tumorleiden oder bestimmten internistischen und neurologischen Erkrankungen) tritt der Tod – trotz völliger Hoffnungslosigkeit – durchaus vorhersehbar erst nach einer gewissen Zeit ein. Der in dieser Lebensspanne oft erforderliche Beistand ist das Feld der Palliativmedizin, die für Patienten und Angehörige gleichermaßen zum Segen geworden ist. Es ist aber eher selten, dass ein Patient von der operativen Intensivstation auf eine Palliativstation verlegt wird – im operativen Bereich tritt der Tod in einer hoffnungslosen Situation meist rasch ein. Wenn es dann doch einmal länger dauert, kommt bei den Mitarbeitern (von Seiten der Angehörigen ist mir das gar nicht erinnerlich) gelegentlich der Wunsch nach der Verlegung auf eine Palliativstation auf. Dem stehe ich eher ablehnend gegenüber. Solange andere Patienten nicht benachteiligt werden, das Intensivbett also nicht anderweitig dringend benötigt wird, muss auch ein längeres Sterben ausgehalten werden. Es käme sonst dahin, dass der Tod in diesem hochtechnisierten medizinischen Bereich an den Rand oder aus dem Bewusstsein gedrängt und eine elitäre Grundhaltung – „Das sollen doch die anderen machen" – begünstigt wird. Beides ist gleichermaßen unerwünscht und der Patientenzuwendung abträglich.

Der umgekehrte und besonders wichtige Fall darf nicht unerwähnt bleiben. In bestimmten Fällen kann die Therapie auch bei völliger Hoffnungslosigkeit bewusst noch etwas in die Länge gezogen werden, um anreisenden Angehörigen noch die Gelegenheit zum Abschied zu verschaffen. Ich finde dieses *Ziehen für die Angehörigen* wichtig, denn es ist für einen Angehörigen ein großer Unterschied, ob er den Patienten im Krankenzimmer mit noch so geringen Lebenszeichen oder aber tot vorfindet.

Allgemeine Erfahrungen

Lernen

Alle in der Intensivmedizin und Notfallmedizin tätigen Menschen müssen ein Arbeitsleben lang lernen – das bedeutet, sich das aktuelle Wissen immer neu anzueignen und den persönlichen Erfahrungsschatz bewusst zu vermehren.

„Ärztinnen und Ärzte, die ihren Beruf ausüben, sind verpflichtet, sich in dem Umfange beruflich fortzubilden, wie es zur Erhaltung und Entwicklung der zu ihrer Berufsausübung erforderlichen Fachkenntnisse notwendig ist" [5],

was sinngemäß für alle anderen Mitarbeiter im Rettungsdienst und auf der Intensivstation gilt. Zur Fortbildung gehören die beständige Beschäftigung mit der Fachliteratur, die offene Diskussion untereinander und insbesondere die Verinnerlichung von Erfahrungen, damit diese zu einem Erfahrungsschatz im Sinne des Wortes werden. Es ist ein langer Weg von den ersten Anfängen mit unbewusst unterlaufenen Fehlern, die oft von Erfahreneren verhindert oder ausgeglichen worden sind, bis hin zu einer gewissen Sicherheit, die niemals absolut sein darf und offen für kritische Nachfragen bleiben muss. Ich erinnere mich an die Worte von Prof. Dr. med. Rudolf Gross, Lehrstuhlinhaber und Direktor der Medizinischen Klinik I der Universität zu Köln, über die drei Stadien des Arztseins: Das Stadium der berechtigten Unsicherheit, das Stadium der unberechtigten Sicherheit und das Stadium der berechtigten Sicherheit – das nach seinen Worten nur wenige erreichen und weshalb er uns Studenten empfohlen hat, im Zweifel im ersten Stadium zu verharren, da das zweite Stadium tödlich für den Patienten sei.

Der Assistenzarzt auf einer Intensivstation lernt, lässt sich vieles sagen und vorführen und ist bemüht, keine groben Fehler zu machen und die Patienten „über die Schicht zu bringen." Darüber hinaus ist es vielleicht möglich, die ersten persönlichen Akzente zu setzen – wenn er sich dabei den Patienten zuwendet, wird er sich die besondere Liebe und Achtung der Schwestern und Pfleger erwerben. Es ist aber etwas anderes, die volle Verantwortung für eine Intensivstation zu tragen. Mir wurde das in einer konkreten Situation am Anfang meiner selbstständigen Tätigkeit schlagartig klar:

- Ein einfacher älterer Mann im Lodenanzug mit Jägerhut stand am Bett seiner Frau, bei der ein künstliches Hüftgelenk gewechselt worden war. Es war zu einer starken Blutung und schweren Störung der Blutgerinnung mit Schock gekommen; die Patientin lag blass in ihrem Bett und wurde beatmet. Der Mann schaute mich an und sagte leise und bedrückt: „Herr Doktor, meine Frau wird doch nicht sterben?" – und ich sagte: „Nein, wir tun alles, was wir können." Mir wurde ängstlich bewusst, wie wenig ich über die Therapie einer bedrohlichen Gerinnungsstörung wusste, wie sehr wir im Nebel stocherten und es „wie immer" machten – auch wenn es zu einem guten Ende kam. Ich habe mich vor diesem Mann geschämt und innerlich Besserung gelobt. Heute gehört das Gerinnungssystem zu meinen Vorlesungs- und Publikationsthemen; die Angst ist weitgehend gewichen, und vor der Hybris möge der Herr mich bewahren.

Aus juristischer Sicht handelt es sich beim Arzt-Patienten-Vertrag nicht um einen Werkvertrag, sondern um einen *Dienstvertrag* – der Arzt verpflichtet sich, dem Patienten nach besten Kräften zu dienen, ohne dass es einen Anspruch auf Erfolg gibt.

Die Verpflichtung, dem Patienten nach besten Kräften zu dienen, verdeutliche ich in der Vorlesung usw. durchaus drastisch:

Das erste Recht des Patienten ist ein ausgeruhter Arzt, der nachts nicht gelumpt, zuhause gefrühstückt, die Zeitung gelesen und nach Möglichkeit das Morgengebet verrichtet hat – und der nicht mit dem Gedanken an die erste Tasse Kaffee zur Arbeit erscheint.

Ein ehrlicher Arzt wird sich aber trotz allen Bemühens eingestehen, dass ein besserer Arzt vielleicht manchen seiner Patienten hätte retten können. Der konkrete Arzt ist jedoch zunächst einmal mit einem konkreten Patienten konfrontiert und muss die Behandlung nach bestem Wissen und Gewissen und dem Stand der Wissenschaft entsprechend beginnen. Manchmal lässt die konkrete Situation dann keine Verlegung zu, sei es, weil die Wege – innerlich wie äußerlich – nicht gebahnt sind, oder einfach die erforderliche Zeit fehlt:

- Ein Patient noch mittleren Alters war mit einer schweren Lungenentzündung aus dem Urlaub zurückgekehrt. Es handelte sich um einen besonders aggressiven und damals noch wenig bekannten Keim (Legionellen), und der Patient verstarb trotz zielgerichteter Antibiose und Beatmung innerhalb kurzer Zeit an einer fulminant verlaufenden Sepsis (Blutvergiftung). Sein Tod hat mich und alle Mitarbeiter sehr getroffen, für mich persönlich aber kommt etwas hinzu. Am Fest „Allerheiligen“ war ich vor der Gräbersegnung auf dem Weg zu unserem Familiengrab und ging am Grab dieses Patienten vorbei. Seine Frau stand am Grab, sah mich und schaute traurig weg – das war schlimmer als jeder Vorwurf.

Abschied

Das Thema *Abschied* zieht sich wie ein roter Faden durch die Intensivmedizin. Nicht nur die Angehörigen, auch die Helfer müssen Abschied nehmen und loslassen – und sie wachsen damit ebenso, wie sie fachlich lernen und Erfahrungen sammeln.

Es kommt auf den Einzelnen an, welche Rolle der Glaube dabei spielt; das gilt für die Patienten ebenso wie für die Angehörigen und die Helfer. Neben dem persönlichen Glauben ist auch das Umfeld von Bedeutung. Hier ist sowohl das landsmannschaftliche Umfeld – ob katholisch, evangelisch oder (zunehmend) nicht-christlich geprägt – als auch das jeweilige Krankenhaus mit seiner Trägerschaft relevant, wenn auch nicht absolut zu setzen:

- An einem der ersten Sonntage während meiner Chefarztzeit am Marienkrankenhaus Trier-Ehrang saß ich während des Hintergrunddienstes im nahegelegenen Eissalon, als ich zu einer Wiederbelebung ins Haus gerufen wurde. Auf einer Privatstation war ein älterer Mann zusammengebrochen, und die diensthabenden Ärzte hatten unverzüglich mit der Wiederbelebung begonnen. Ich übernahm die Leitung und weiter ging es mit voller Kraft nach allen damals gültigen Regeln der Kunst – ohne genauer über die Person des Patienten und die individuellen Umstände nachzudenken. Nach kurzer Zeit öffnete sich die Tür des Krankenzimmers, und der zeitgleich alarmierte Hausgeistliche, Pater Ewald Plümer SJ (= Societas Jesu; die Ordensgemeinschaft der Jesuiten), betrat den Raum. Ein kurzer Blick auf uns und unser Tun, danach in das Gesicht des Patienten, ein kurzes Kopfschütteln und ein leises „Tss tss" – dann hörte ich zum ersten Mal ganz bewusst das Sterbegebet [32]:

  „Mache dich auf den Weg, Bruder in Christus, im Namen Gottes, des allmächtigen Vaters, der dich erschaffen hat; im Namen Jesu Christi, des Sohnes des lebendigen Gottes, der für dich gelitten hat; im Namen des Heiligen Geistes, der über dich ausgegossen worden ist. Heute noch sei dir im Frieden deine Stätte bereitet, deine Wohnung bei Gott im heiligen Zion, mit der seligen Jungfrau und Gottesmutter Maria, mit dem heiligen Josef und mit allen Engeln und Heiligen Gottes ... Kehre heim zu deinem Schöpfer, der dich aus dem Staub der Erde gebildet hat. Wenn du aus diesem Leben scheidest, eile Maria dir entgegen mit allen Engeln und Heiligen ... Deinen Erlöser sollst du sehen von Angesicht zu Angesicht..."

  Wir sahen uns und den Patienten an und erkannten die Sinnlosigkeit unseres Tuns (der Patient war im Endstadium einer schweren Erkrankung) – und haben die Wiederbelebung beendet. Ich habe gelernt, diese so wichtige Maßnahme überlegter einzusetzen – und hoffe sehr, diese tröstenden Worte einmal bewusst hören zu dürfen, wenn es für mich soweit ist.

Mir sind weitere ähnliche Situationen in Erinnerung:

- Ein alter Mann hatte nach einem Gelenkersatz eine Lungenarterienembolie erlitten und wurde unter laufenden Wiederbelebungsmaßnahmen auf die Intensivstation gebracht. Die Angehörigen warteten vor der Tür; sie hatten das Geschehen miterlebt, waren sehr erregt und machten der abgebenden Abteilung Vorwürfe. Nachdem der Patient einigermaßen stabilisiert war, ging ich zu ihnen und sagte, dass weiter akute Lebensgefahr bestehe. Auf meine Frage, ob sie die Krankensalbung für den Patienten wünschten, sagte die noch sehr aufgebrachte Tochter sinngemäß: „So einen Unsinn wollen wir nicht." Ihre Mutter war aber anderer Ansicht, so dass Pater Plümer gerufen wurde. Er nahm die Krankensalbung in der ihm eigenen, eng am Ritus bleibenden Art vor – es war ihm nicht gegeben, sich den Angehörigen spontan zuzuwenden. Vielleicht gerade deshalb trat Frieden ein – ein einziges falsches Wort hätte alles nur noch schlimmer gemacht. Es nahm ein gutes Ende, die Angehörigen gewannen Vertrauen, und der Patient hat die schwere Erkrankung überlebt.

Das Abschiednehmen der Angehörigen hat weitere Facetten:

- Ein noch jüngerer Mann, verwahrlost und ungepflegt mit desolatem Zahnstatus, lag mit einer schweren Sepsis in Folge einer Lungenentzündung beatmet auf der Intensivstation; sein Tod war absehbar. Seine Partnerin – hübsch, gepflegt und intelligent – küsste ihn zum Abschied auf den Mund.
- Ein andermal, nachts auf der Intensivstation, ging es um eine sehr alte Dame mit „akutem Abdomen" – sie war noch wach und orientiert und musste dringend operiert werden (in der Operation stellte sich ein Durchblutungsstörung des Darmes heraus; dabei war so viel Darm untergegangen, dass der Tod unausweichlich war). Ihre Freundin, die sie ins Krankenhaus begleitet hatte, wartete auf dem Flur vor der Station. Im Vorbeifahren nahm sie Abschied, drückte die Hand und gab der Patientin, die

aus der Narkose nicht mehr aufwachen sollte, einen Kuss – es tut mir heute noch leid, dass ich so gedrängt („Schnell, es eilt, wir müssen in den OP“) und den beiden so wenig Zeit gelassen habe.

In einem anderen Fall ging es nicht nur um fehlende Zeit, sondern auch um fehlendes Gespür:

- Ein älterer, mir wohlbekannter Mann aus meinem Heimatdorf (jetzt Stadtteil) hatte einen schweren Herzinfarkt erlitten. Die Familie war über den Ernst der Erkrankung informiert. Bei der abendlichen Visite auf der Intensivstation sagte der Patient: „Morgen früh kommt mein Sohn ...“ (er musste von weither anreisen). Ich sah die Freude in den Augen des Mannes, aber auch den seltsam rosig-euphorischen Gesichtsausdruck und dachte: „Hoffentlich kommt er noch rechtzeitig.“ Da der Patient noch in der Nacht verstarb, lag es mir etwa 20 Jahre lang auf dem Gewissen, dass ich den Sohn nicht angerufen hatte, um ihn zur Eile anzuhalten. Nach der Osternachtfeier des Jahres 2014 habe ich den Sohn dann angesprochen und meinen Fehler bedauert – und war sehr froh zu erfahren, dass er seinen Vater noch am späten Abend und damit rechtzeitig erreicht hat.

Bei allem Bemühen kann der Zugang zu den Angehörigen auf unüberwindliche Hindernisse stoßen:

- Ein älterer Patient mit einer lebensbedrohlichen Weichteilinfektion (nekrotisierende Fasziitis) im Bereich des Brustkorbs hatte auf Wunsch der Angehörigen die Krankensalbung erhalten. Wenige Tage später stand der Tod unmittelbar bevor; Frau und Kinder waren am Krankenbett und verlangten erneut die Krankensalbung. Ich wandte leise ein, ich sei selbst katholisch und das Sakrament sei bereits gespendet – was zu der sehr verletzenden und abwertenden Reaktion eines Sohnes und der Familie führte, dass ich das gar nicht ermessen könne. Mir lag die Antwort auf der Zunge: „Es war keine Gelegenheit mehr zu sündigen“ – die habe ich gerade noch heruntergeschluckt. Nun wurde ein Priester gesucht und gefunden, es war Probst... Auch dieser gewaltige Prediger hat wohl auf Granit gebissen, denn ich sah ihn später kopfschüttelnd über den Parkplatz zu seinem Wagen zurückgehen. Wenn der Glaube uns selbst oder dem

Nächsten zur Last wird, dann ist es um die Freiheit der Kinder Gottes schlecht bestellt.

In den Zusammenhang von Abschied und Angehörigen gehört auch die *rechtliche Betreuung durch Angehörige*. Bei intakten Familienverhältnissen bedarf es keiner weiteren Begründung, dass der nächste Angehörige (Ehepartner, Kind) die Betreuung übernimmt. Aber auch hier können Grenzen erreicht werden:

- So im Fall einer Ehefrau, deren Ehemann monatelang auf der Intensivstation behandelt wurde. Eher beiläufig erfuhren wir, dass sie bereits in eine kleinere Wohnung umgezogen war – was sie ganz unbedarft so kommentierte: „Wenn er wirklich nochmal heimkommt, dann kann er ja auf dem Sofa schlafen."
- In einem anderen Fall oblag die Betreuung eines Mannes, der an einer schweren Infektion des Bauchraums litt, der langjährigen Partnerin. Der Patient konnte sich selbst nicht mehr äußern, und die Partnerin sollte der Anlage eines künstlichen Darmausgangs (Anus praeter) zustimmen. Sie hatte zu diesem Gespräch eine Pastorin zur Unterstützung mitgebracht und antwortete auf meine Frage, ob sie der Operation zustimme: „Mein Freund und ich haben vereinbart, dass unsere Partnerschaft einen künstlichen Darmausgang noch erträgt, aber mehr ist nicht zu tolerieren." Sie hatte nicht verstanden, dass es nicht um Befindlichkeiten einer Partnerschaft ging, sondern um den mutmaßlichen Willen ihres Partners – die Pastorin und ich haben gemeinsam versucht, es ihr zu erklären.

An diesem letzten Beispiel werden zwei Dinge klar – wie wenig Wissen vorausgesetzt werden darf, und wie sehr ein Grundvertrauen in die medizinische Versorgung erforderlich ist.

<u>Gespräche</u>

Über den täglichen Umgang hinausgehende Gespräche mit einem Patienten auf der Intensivstation haben zwei wesentliche Aspekte. So muss dem Patienten zum einen etwas gesagt – *beigebracht* – werden, das ist oft schwer und bleibt für sich stehen; zum anderen kann sich aber auch ein tiefes und beide Seiten bereicherndes Gespräch über das persönliche *Schicksal* des Patienten entwickeln.

Zunächst sei ein Beispiel zum Aspekt *Beibringen* genannt:

- Während des Studiums war ich im Krankenpflegepraktikum auf der Intensivstation des Bundeswehrzentralkrankenhauses Koblenz eingesetzt – im stolzen Dienstgrad des „Seekadett SanOA" (für Sanitätsoffizieranwärter). Dort lag ein junger Soldat, der sich bei einem Suizidversuch mit der Dienstpistole beide Sehnerven durchschossen und dies überlebt hatte. Er war nun wieder bei Bewusstsein, durch die Verletzung blind geworden, ohne Aussicht auf Heilung, dachte aber, einen Augenverband zu tragen. Ich sagte ihm so einfühlsam wie möglich, dass er nie wieder sehen werde; die wörtliche Antwort war: „Das sind ja schöne Aussichten."

Ein solcher Satz ist Außenstehenden kaum zu vermitteln, es war ja kein Scherz, sondern ein Schicksal – aber vielleicht kann ein wohlmeinender Leser daran ermessen, woher der manchmal hart wirkende Umgangston oder Jargon auf der Intensivstation oder auch in der allgemeinen Akutmedizin kommt. Es ist eine Herausforderung, hier nicht abzustumpfen und sich immer wieder vorzuhalten, welche menschlichen Tiefen (und auch Höhen) berührt werden. Dabei ist das unbedachte Wort eine große Gefahr:

- So betrat ich einmal den Kreißsaalbereich, um bei einer jungen Frau eine Anästhesie zur Abrasio (Ausschabung) durchzuführen – das Kind war noch in der frühen Schwangerschaft im Mutterleib gestorben. Der Mann saß neben seiner Frau und hielt ihr die Hand, beide tieftraurig, aber ich war mir des Ernstes der Situation nicht bewusst und machte gegenüber dem Anästhesiepfleger eine abfällige und fast zotige Bemerkung über einen Assistenzarzt, der „unvermutet" Vater werden sollte. Das rutschte mir raus, und im selben Moment sah ich auf das Paar, das alles gehört hatte – da habe ich mich geschämt und beide sofort um Entschuldigung gebeten, und sie haben es auch entschuldigt.

Zwischen dem Angebrachten und dem Überzogenen liegt nur ein schmaler Grat; dazu zwei Beispiele, wobei das erste (wie das obige Beispiel) nicht zum eigentlichen Bereich der Intensivmedizin zählt:

- Eine Patientin, bei der ein erneut aufgetretener Brustkrebs (Rezidiv eines Mammakarzinoms) operiert werden musste, erschien zur Voruntersuchung und zum Vorbereitungsgespräch auf die Narkose. Sie trat betont forsch auf und sagte: „Wann bin ich wieder raus, ich bin Unternehmerin." Ich erwiderte ihr, dass sie ernsthaft krank sei und sie das – und die möglichen Folgen – doch bedenken möge. Wir kamen nur kurz ins Gespräch, aber am nächsten Sonntag war sie in der Heiligen Messe, wo ich sie weder vorher noch nachher wieder gesehen habe. Die Lesung an diesem Sonntag war dem Buch Kohelet (1,2-4) des Alten Testaments [1] entnommen:

„Windhauch, Windhauch, sagte Kohelet, Windhauch, Windhauch, das ist alles Windhauch. Welchen Vorteil hat der Mensch von all seinem Besitz, für den er sich anstrengt unter der Sonne? Eine Generation geht, eine andere kommt..."

Mir ging durch den Sinn: „Was wird die Frau nur bei diesen Worten denken?" Dann trat der Pfarrer, ein wohlbeleibter Franziskaner, der immer kurz und sehr treffend predigte, an den Ambo. Er ging auf die entscheidenden Worte ein und fasste zusammen: „Windhauch, Windhauch ist unser Leben – aber da wartet noch einer!" Ich hoffe, dass es der Patientin geholfen hat.

- Eine etwa 60 Jahre alte Frau, sehr gepflegt und sportlich, braungebrannt, war aus einem anderen Krankenhaus zu uns verlegt worden. Sie hatte sich eine zunächst harmlos erscheinende Weichteilinfektion zugezogen, die sich – trotz aller Maßnahmen – unaufhaltsam immer weiter ausgedehnt und zu einer Sepsis geführt hatte. Letztlich musste nicht nur ein Bein, sondern auch ein Teil des Beckens amputiert und ein künstlicher Darmausgang angelegt werden. Nach langer Beatmung und Analgosedierung (das „künstliche Koma", eine anhaltende leichte Narkose) wurde sie nun allmählich wach – in diesen Fällen dauert es eine Weile, bis ein Gespräch möglich ist. Ich stand morgens an ihrem Bett und merkte, wie sie nach ihrem Bein tastete, das doch fehlte, und fand folgende Worte: „Frau..., das Bein musste amputiert werden, sie haben es ja schon gemerkt. Kennen Sie das erste Gebot?" (Tafel 21). Sie schaute mich fragend an, und ich sagte: „Du sollst keine anderen Götter neben mir haben. Ihr Gott war Ihr Körper, aber der ist nicht mehr so, wie er war." Sie wandte sich ab, und ich dachte mir: „Da hast du überzogen." Einige Wochen später begegnete ich der Patientin auf der Normalstation, sie sah mich an und sagte: „Sie sind der mit dem harten Spruch, aber ich glaube, Sie haben recht“ – und wir konnten beide lächeln.

Die Zehn Gebote

Ich bin der Herr, dein Gott.

1. Du sollst keine anderen Götter neben mir haben!
2. Du sollst den Namen Gottes nicht verunehren!
3. Gedenke, dass Du den Sabbat heiligst!
4. Du sollst Vater und Mutter ehren!
5. Du sollst nicht töten!
6. Du sollst nicht ehebrechen!
7. Du sollst nicht stehlen!
8. Du sollst kein falsches Zeugnis geben wider deinen Nächsten!
9. Du sollst nicht begehren deines Nächsten Frau!
10. Du sollst nicht begehren deines Nächsten Hab und Gut!

Tafel 21: Die Zehn Gebote oder der Dekalog (nach [9]).

Dass die Analgosedierung oder das „künstliche Koma“ nicht mit vollständiger Bewusstlosigkeit gleichzusetzen ist, wurde mir an folgendem Beispiel besonders klar:

- Beim Brand eines Reisebusses im Raum Hannover waren 20 Tote zu beklagen, während sich 13 Menschen, teils schwer verletzt, retten konnten. Einer dieser Patienten musste mehrere Tage beatmet werden und erwachte nun aus dem „künstlichen Koma“. Wir wussten, dass seine Mutter im Bus umgekommen war, und ich musste es ihm nun beibringen. Ich wollte mit einem Schlenker zum Ziel kommen und fragte den Patienten: „Waren Sie denn allein im Bus, oder war noch ein Angehöriger bei Ihnen?“ Er antwortete: „Meine Mutter saß neben mir am Fenster, aber ich glaube nicht, dass sie noch rausgekommen ist.“ Er hatte es längst geahnt, und ich musste seine Vermutung, die er trotz der anhaltenden Narkose in seinem Inneren bewegt hatte, nur noch bestätigen.

Es kann nicht genug betont werden, dass auch bei scheinbar bewusstlosen Patienten alle Gespräche, die sich auf ihr Schicksal beziehen, nur außer Hörweite geführt werden dürfen. Umgekehrt gilt aber auch, dass gutes Zureden und ein tröstendes Wort nicht nur erlaubt, sondern geboten sind – und dass die Hand gehalten oder über den Kopf gestrichen werden darf. So habe ich bewusstlosen Patienten sowohl gesagt: „Kämpfen Sie mit, Sie wollen doch wieder nach Hause" – als auch: „Lassen Sie los, es ist genug, und oben wartet jemand auf Sie."

Auch der Aspekt *Schicksale* hat viele Seiten. Da gibt es die Gespräche mit Patienten, die ihrem Leben selbst ein Ende setzen wollten, und die Lebensberichte alter Menschen, die kaum noch nachzuempfinden sind. Es seien drei Schicksale von Patienten mit Suizidversuchen genannt:

- Ein Mann mittleren Alters hatte sich vor kurz vor Weihnachten vor den Augen seiner Frau und seiner Kinder mit Benzin übergossen und angezündet. Nach wochenlangen Mühen kehrte er ins Leben zurück und antwortete auf die Frage nach den Gründen: „Es war ein Irrtum" – was soll man da antworten?
- Ein wohnungsloser Mann, etwa 50 Jahre alt, alkoholkrank und durchaus differenziert wie so viele Menschen dieser Art, hatte sein Zelt bewusst angezündet und dabei schwere Brandverletzungen erlitten. Er wurde nach langer Behandlung wieder halbwegs gesund und konnte die Intensivstation verlassen. Bis zur völligen Genesung wurde er in eine Sozialeinrichtung übernommen; danach wollte ein mir bekannter Bauunternehmer ihm eine Chance geben und ihn einstellen. Ich habe ihn mehrfach besucht, bis er nach der Verlegung in eine Nachbarstadt auf die Mitteilung, dass ich ihn dort aufsuchen wolle, ausrichten ließ, er wünsche keinen Besuch mehr. Was wird aus ihm werden, was kann der Mensch an sich selbst bewirken?

Daneben gibt es auch kleine Erfolge:

- Ein etwa 60 Jahre alter, akademisch gebildeter Mann hatte einen „klassischen" Suizid versucht und sich im heißen Wasser in der Badewanne die „Pulsadern" öffnen wollen – dabei hatte er einige Kerzen entzündet, einen Wein getrunken und Zigarillos geraucht. Ein Freund hatte einen tags zuvor aufgegebenen Abschiedsbrief erhalten – man möchte sagen, dass dieser ausnahmsweise zeitgerecht zugestellt worden war – und Polizei und Rettungsdienst alarmiert. Ich hatte Notarztdienst; wir fanden den Patienten im mittlerweile kalten Wasser, das Blut in der Wanne geronnen, eine groteske Situation. Mit schwacher Stimme warnte er uns, dass er an AIDS erkrankt sei. Noch während des Transports in die Klinik entwickelte sich ein erstes Gespräch mit der Frage nach dem „Warum". Nach der Versorgung seiner tiefen Schnittwunden mit Gefäß- und Nervenverletzungen kam er letztlich auf unsere Intensivstation, wo außer Schwerbrandverletzten auch solche Patienten behandelt werden. Wir kamen immer besser ins Gespräch; der Patient war gläubig und wir fanden schnell eine Basis. Es war ein Bilanzsuizid, weil er vor dem wirtschaftlichen Ruin stand und die Wohnung räumen sollte. Es war dann noch ein langer Weg mit gesundheitlichen Rückschlägen (spezifische Lungenentzündung, Lungenembolie mit Wiederbelebung) – aber es war ein guter Weg; er will leben.

Bei den Brandverletzten, die ja trotz aller Bemühungen oft mit einer lebenslangen Entstellung leben müssen, benutze ich häufig den Satz: „Gott liebt die Verbrannten genauso wie die Nichtverbrannten; er hat alle Menschen gleich lieb, ohne jeden Unterschied – wir müssen nur darauf antworten." Dann komme ich oft auf die „Rede über das Leben in der Gemeinde" (Mt 18, 1-35) zu sprechen [1]:

„Wenn dich deine Hand oder dein Fuß zum Bösen verführt, dann hau sie ab und wirf sie weg! Es ist besser für dich, verstümmelt oder lahm in das Leben zu gelangen, als mit zwei Händen und zwei Füßen in das ewige Feuer geworfen zu werden. Und wenn dich dein Auge zum Bösen verführt, dann reiß es aus und wirf es weg! Es ist besser für dich, einäugig in das Leben zu gelangen, als mit zwei Augen in das Feuer der Hölle geworfen zu werden."

Lebensberichte können nicht einfach erfragt oder gesammelt werden, aber wenn Vertrauen und Zuneigung geweckt worden sind, kommen oft Dinge zutage, die schier unglaublich sind – umso wichtiger ist es, dass sie auch den Menschen in glücklicheren Zeiten ins Bewusstsein dringen:

- So erzählte ein alter Mann auf der Intensivstation, dass er am 8. Mai 1945 (am Ende dieses Tages trat die bedingungslose Kapitulation der Deutschen Wehrmacht in Kraft) in tschechische Hände geriet und zusammen mit mehreren Kameraden „erschossen“ wurde. Bei ihm wurde das erste Geschoß jedoch von einem Uniformknopf abgelenkt und drang nicht in den Brustkorb ein, sondern trat in der linken Achselhöhle wieder aus. Er stürzte, die Kameraden starben. Ehe ein zweiter Schuss folgen konnte, erschien ein russischer Spähtrupp und gebot Einhalt. Er wurde von den Russen in ein völlig überfülltes russisches Lazarett mit etwa 2.000 Verwundeten gebracht und medizinisch versorgt. Als Kriegsgefangener gelangte er von dort nach Konstanza in Rumänien zur Hafenarbeit und weiter in Richtung Kaukasus nach Batumi und Tiflis. Nach vier Jahren mit wenig Essen und harter Arbeit wurde er irgendwo am Kaspischen Meer mit den Worten „Ihr seid jetzt frei“ entlassen. Mit der Eisenbahn ging es in etwa sechs Wochen nach Frankfurt/Oder, dort wurde er vor die Wahl „Ost“ oder „West“ gestellt und kam schließlich in das Lager Friedland, wo ihn sein Vater abholte und nach Celle nach Hause brachte. Er sagte: „Ich habe in meinem Leben mehrere Schutzengel verbraucht... Die russische kämpfende Truppe war anständig, die in der Etappe waren anders und angefressen, hatten Bergen-Belsen gesehen, das hatten wir ja angerichtet.“

Mir sind noch viele ähnliche Berichte, auch aus dem eigenen Verwandten- und Bekanntenkreis, in Erinnerung – sie dürfen nicht vergessen werden, damit sich solche Zeiten und solche Schicksale nicht wiederholen.

Erfahrungen bei Kindern und Jugendlichen

Meine intensivmedizinischen Erfahrungen mit Kindern und Jugendlichen sind äußerst begrenzt. Es ist aber offenkundig, dass die Intensivtherapie von Kindern – wie in der Notfallmedizin – nicht nur spezielle fachliche Anforderungen stellt, sondern darüber hinaus eine starke emotionale Belastung sein kann.

Eine besondere emotionale Belastung – bei fachlich völlig „klarem“ Hintergrund – will ich kurz schildern:

- Während meines Krankenpflegepraktikums im Bundeswehrzentralkrankenhaus Koblenz wurden an einem Wochenende zwei Kinder (nach meiner Erinnerung acht oder zehn Jahre alt) mit einem schweren Schädel-Hirn-Trauma auf die Intensivstation gebracht. Für beide war die Situation hoffnungslos, sie lagen mit ihren Kopfverbänden mit erhöhtem Oberkörper und beatmet in ihren Betten – klein, verloren, friedlich, engelartig fremd; jeder fragte sich innerlich, wie dieses Unglück denn sein könne. Ein Kind starb rasch, bei dem anderen Kind erkannte ein erfahrender und sehr engagierter Pfleger, fachlich viel kompetenter als ich, die Hoffnungslosigkeit der Situation und drängte darauf, die Therapie einzustellen. Der Leitende Arzt der Abteilung für Neurochirurgie, Flottenarzt Dr. med. Joachim Mletzko, ein hochgeschätzter Chef, erschien zur Visite und stimmte nach erneuter Untersuchung und Einsicht in die Befunde traurig zu. Danach erschien der Leitende Arzt der Abteilung Anästhesie und Intensivmedizin, Oberstarzt Dr. med. Klaus-Dieter Lange, eine Vaterfigur; auch er stimmte schweren Herzens zu. Da der diensthabende Arzt nicht auf Station war, wurde er angefunkt und telefonisch verständigt; er nahm die Entscheidung entgegen und ordnete an, die Beatmung zu beenden – er erschien aber nicht auf Station. Damit kamen wir nicht zurecht, und ich ging los und suchte ihn. Ich fand ihn im Unteroffizierskasino und sagte: „Herr Stabsarzt, wenn das Kind schon sterben muss, dann wenigstens, wenn sie dabei sind." Er sah mich etwas abschätzig an, sagte aber nichts und kam mit.

Ein weiterer Fall zeigt die tiefe Verlassenheit, der Kinder und Jugendliche auch in der Familie ausgesetzt sein können:

- Ein 19jähriges Mädchen hatte sich in suizidaler Absicht von einer Eisenbahnbrücke gestürzt und war dabei mit dem Fahrdraht in Kontakt gekommen. Sie hatte schwerste Stromverletzungen erlitten, so dass beide Unterschenkel amputiert werden mussten. Nachdem sie nach längerer Beatmung wieder wach geworden war, kam auch der Hintergrund ans Licht. Das Mädchen war über Jahre vom Vater missbraucht worden, jetzt stand dessen Entlassung aus der Haft bevor – davor hatte sie panische Angst. Ich habe mehrfach mit ihr gesprochen und konnte letztlich doch nur sagen: „Gott liebt alle gleich, auch Sie, er gibt jedem eine neue Chance." Ich glaube, dass sie seelisch gefestigt in die Rehabilitationsbehandlung gegangen ist.

Es müssen auch Situationen erwähnt werden, wo es eben nicht um einen „tragischen Unfall", sondern um schier unverständlichen Leichtsinn, um Übermut und Unverstand geht:

- Ein 19 Jahre alter Junge, nach dem heutigen Gesellschaftsverständnis doch ein volljähriger junger Mann mit allen Rechten und Pflichten, hatte nach dem letzten Schultag und dem Abiturabschluss mit Freunden gefeiert, reichlich Alkohol konsumiert und dann einen Hechtsprung in einen flachen Zierteich gemacht – die Folge war eine „typische" Fraktur der Halswirbelsäule mit hoher Querschnittslähmung. Während des Transports mit dem Rettungshubschrauber war wegen seines Alkoholrauschs keine vernünftige Kommunikation möglich. Am übernächsten Tag habe ich ihn auf der Intensivstation besucht. Beide Beine und der rechte Arm waren vollständig gelähmt, links konnte er noch den Oberarm bewegen. Es war nur ein kurzes Gespräch; er hatte seine Situation noch gar nicht richtig realisiert und es wäre falsch gewesen, ihm den Mut zu nehmen. So habe ich ihm seine Hoffnung gelassen, aber auch über den Glauben und Gottes Güte gesprochen. Von einem Moment auf den andern hatte er sein Leben – sicher ungewollt, aber wohl nicht ohne Schuld, das war ihm auch bewusst – von Grund auf verändert, waren alle bisherigen Träume und Ziele zerstoben.

Erfahrungen bei alten Menschen

Bei der intensivmedizinischen Behandlung alter Menschen kommt oft der Begriff *Lebensqualität* ins Spiel, und es wurde bereits ausgeführt, dass Aussagen ex ante, die Bewertung der Lebensqualität durch andere oder starre Altersgrenzen fragwürdig sind.

Die Aussage, „ein solches Leben ist doch nicht mehr lebenswert", dient manchmal auch der eigenen Beruhigung – und kann zum Trost für Angehörige und Helfer werden. Es muss jedoch sehr darauf geachtet werden, dass mit Sätzen wie „Der Tod hat ihn erlöst" verantwortlich umgegangen wird.

Wie einleitend bereits dargestellt, ist eine starre Altersgrenze als alleiniges Entscheidungskriterium für intensivmedizinische Maßnahmen abzulehnen – es kommt stets auf die Gesamtbewertung der Lebensumstände an. Diese Gesamtbewertung kann aber zur Gratwanderung werden, wozu folgendes Beispiel dienen kann:

- In der Nacht wurde eine 101 Jahre alte Dame mit einem „kalten Bein“ aufgenommen – ein arterieller Gefäßverschluss hatte die Durchblutung unterbrochen, was ohne Behandlung den sicheren Tod bedeutet. Noch in der Nacht wurde das Bein im Sinne einer lebenserhaltenden Notoperation oberhalb des Kniegelenks amputiert und die Patientin postoperativ auf die Intensivstation übernommen. Hier nahmen die Dinge leider „ihren Gang“ – am nächsten Morgen berichtete der Diensthabende, dass die Patientin zur Dialyse angemeldet und eine Betreuung beantragt sei. Jedem ging durch Sinn: „101 Jahre.“ Weiter stellte sich bei der Visite heraus, dass eine Nachamputation notwendig sein würde, was aber die Einwilligung durch einen Betreuer erforderlich machte – die Patientin konnte sich nicht mehr äußern. Meine erste Maßnahme war, die Dialyse abzusagen; dafür wäre immer noch Zeit geblieben. Kurz darauf erschienen zwei Freundinnen der Patientin auf Station, nahmen Abschied und baten, sie doch in Ruhe zu lassen, ihre Freundin wünsche sicher keine Intensivbehandlung. Die Betreuungsfrage war damit jedoch nicht geklärt. Es dauerte nicht lange, und eine ältere Mitarbeiterin der Diakonie erschien, um die gesetzliche Betreuung zu übernehmen. Ich trug ihr den Fall vor, und ich freue mich noch heute über ihre Antwort: „Ach, Herr Professor, ich glaube, ihr Anruf hat mich heute nicht erreicht. Notfalls kann ich ja morgen wiederkommen.“ Dazu kam es nicht mehr; die Patientin ist auf der Intensivstation friedlich eingeschlafen.

Der *Tod* kommt bei einem alten Menschen zwar oft ebenso plötzlich wie in anderen Altersstufen, aber er kommt doch nicht völlig unerwartet. Nicht selten erfüllt er das Gesicht des alten Menschen mit einem tiefen Frieden, und er steht nicht fremd und kalt wie bei einem Kind in den Gesichtszügen.

Ein bewusst erwarteter Tod ist eine große Gnade, die vielleicht nur wenigen Menschen zuteil wird – wobei wir aber nicht wissen und allenfalls ahnen können, wie sich die Zeit an der Grenze von Leben und Tod dehnt oder verändert:

- Einen in christlicher Hoffnung bewusst erwarteten Tod habe ich bei einer alten Dame im Alter von etwa 80 Jahren gesehen, die einen schweren Herzinfarkt erlitten hatte und auf unserer interdisziplinären Intensivstation lag. Es war noch vor der Zeit der heute fest etablierten Koronarintervention (dem Herzkatheter); daher war die Patientin, wie damals üblich, „lysiert" worden – eine Methode, mit der das verschlossene Herzkranzgefäß medikamentös wieder geöffnet werden soll. Die Patientin war noch sehr rüstig und vollkommen Herr ihrer Sinne. Alle Laborwerte deuteten darauf hin, dass durch den Infarkt sehr viel Herzmuskel untergegangen war und ihr Tod bevorstand. Die Kollegen der Inneren Medizin hatten bei der Visite gegen acht Uhr nur wenige Worte mit der Patientin gewechselt. Nach der Visite schauten Schwester Roswitha Wagner, die Leitende Pflegekraft, und ich uns an, und beide dachten wir: „Wir müssen es ihr sagen." Also gingen wir zusammen in das Zweibettzimmer, in dem noch eine weitere alte Dame lag, und ich sagte der Patientin in dem ihr vertrauten heimischen Dialekt (daher in der 2. Person Plural, der respektvollen Anrede gegenüber älteren Menschen): „Frau…, Ihr seid ja nicht mehr neu und habt jetzt einen schweren Herzinfarkt, meint Ihr nicht, wir sollten den Pater rufen?" Sie begriff sofort und stimmte zu, so dass ich sagte, dass ich nun den Krankenhausseelsorger, Pater Alberto, rufen würde. Sie sagte: „Ich hätt äwer gär ihsen Pastor" („Ich hätte aber gern unseren Pastor"), auch auf den Hinweis hin, dass der Pater doch im Hause sei. Also rief ich Pastor Bernd Bohr an, dem es nicht an direkten Worten und manchmal auch nicht an einer gewissen Grobheit fehlte. Er war gleich am Telefon, fragte prompt nach Pater Alberto und lenkte ein, als ich ihn auf den ausdrücklichen Wunsch der Patientin hinwies. Bis zu seinem Eintreffen blieb noch Zeit, die „Versehausstattung" – eine stets bereitstehendes Holzkästchen mit Kreuz, zwei Kerzenständern und einem Weihwassergefäß – ins Zimmer zu bringen und die Kerzen anzuzünden. Als Pastor Bohr eintraf, gingen Schwester Roswitha und ich mit ihm ins Zimmer. Er begrüßte die Patientin und wollte mit der Krankensalbung beginnen, als die Patientin sagte: „Herr Pastor, ich will zuerst noch beichten." Auf die Antwort „Aber Frau…, ich kenne Sie doch, es wird schon gut sein" kam es sehr bestimmt und sehr deutlich: „Herr Pastor, ich wäre jetzt gern mit Ihnen allein und will beichten!" Schwester Roswitha und ich verließen das Zimmer, die alte Dame beichtete (die Nachbarpatientin, nur durch einen Vorhang getrennt, störte nicht), und dann durften wir das Zimmer wieder betreten und bei der Krankensalbung und Kommunion dabei sein. Gegen zehn Uhr war der Versehgang beendet. Schwester Roswitha und ich waren sicher, dass die Patientin keine Wiederbelebung wünschte, so dass ich eine entsprechende Anweisung erteilte und Schwester Roswitha für die Umsetzung sorgte. Gegen halb ein Uhr kam der Anruf in den OP: „Frau... ist friedlich eingeschlafen." Ein solcher Tod ist eine große Gnade, ein Geschenk Gottes, auf das ich auch für mich hoffe.

Ich war bei vielen Krankensalbungen und Versehgängen bewusst dabei. Pater Plümer im Marienkrankenhaus Trier-Ehrang blieb immer sehr genau am Text, aber immer sehr würdig. Im Oststadt-Krankenhaus in Hannover habe ich mich einmal gewundert, wie nahe auch Pfarrer Volker Reemts, der evangelische Krankenhausseelsorger, an diesem Text war. Ich sagte zu ihm: „Da fehlt ja nur doch das Chrisam" – und er antwortete „Haben wir auch, habe ich unten vergessen." In fester Erinnerung ist mir auch ein Versehgang von Pfarrer Peter Robert [33] in der Universitätsklinik Gießen:

- Ein Patient, Professor unserer Universität, starb nach einem großen Eingriff auf der Intensivstation an einer schweren Brustkorbentzündung im Bereich des Mittelfells, einer Mediastinitis. Der Patient, es war Heiligabend, hatte die Frage nach einem Priester bejaht, und so hatte ich Pfarrer Robert in das „Männerzimmer" mit sechs Betten gerufen. Der Patient war schon sehr schwach, aber er konnte noch hören und reagieren. Pfarrer Robert setzte sich auf die Bettkante, hielt die Hand des Patienten und nahm ihm die Beichte ab – auf eine unvergleichliche Art. Er trug den Beichtspiegel in großen Zügen vor, der Patient drückte wohl die Hand, wenn es danach war, und ich hörte den Pfarrer sagen: „Das nehmen wir alles mit hinein." Danach die Lossprechung – was für ein Wort und was für eine Gnade – und die Krankensalbung mit Krankenkommunion, wohl nur ein Partikel. Da galt mit Fug und Recht der alte Satz der Totenzettel: *Wohlvorbereitet und gestärkt mit den Gnadenmitteln der heiligen katholischen Kirche.*

- Andererseits erinnere ich mich an einen älteren Mann aus meinem Heimatdorf, den ich von Kindheit an kannte. Er hatte ein unheilbares Tumorleiden, und vor einem Aufzug im Krankenhaus, in seinem Bett liegend, fragte er mich traurig: „Toni, kannst du mir denn nicht mehr helfen?" Es gab keine medizinische Hilfe mehr. Der Mann war ein geachtetes Mitglied der Dorfgemeinschaft, aber allgemein als kirchenferner Kommunist bekannt. Schwester Roswitha und eine weitere gestandene Zivilschwester sagten mir, dass sie mit ihm reden wollten – er sollte sich vorbereiten und mit der Kirche versöhnen. Also gingen die beiden hin und sprachen den nahen Tod und das Thema „Pastor" deutlich an. Die Antwort in unserem heimischen Dialekt war: „Eich haon geläwt wie en Hund, ich will och stärwen wie en Hund" („Ich habe gelebt wie ein Hund, ich will auch sterben wie ein Hund"). Für mich liegen in diesen Worten zwar Trotz und Stolz, aber auch ein Stück Glaube – da bleibt doch die Hoffnung auf ein Wiedersehen.

Erfahrungen in besonderen Situationen

Es wurde bereits auf die große Bedeutung der Patientenverfügung und der Vorsorgevollmacht hingewiesen – aber auch hier gibt es nicht nur schwarz und weiß, sondern viele Zwischentöne.

Es kann sein, dass sich der Arzt im Ausnahmefall aus guten Gründen und wohlüberlegt über den Willen des Patienten hinwegsetzt:

- Im Marienkrankenhaus Trier-Ehrang brachte unser Notarzt nachts einmal einen Patienten intubiert und beatmet auf die Intensivstation. Der Patient war im Hause nicht bekannt; er lebte nicht in unserem Rettungsdienstbereich, der Notarzt war im Rahmen der Nachbarschaftshilfe alarmiert worden. Der Patient wurde gerade an das Beatmungsgerät angeschlossen, als die Ehefrau und die Tochter (Intensivschwester einer Universitätsklinik) erschienen und die Patientenverfügung präsentierten, in der ausdrücklich keine erneute Beatmung gewünscht war. Sie verlangten die sofortige Einstellung der Therapie, während ich durchaus eine Chance für den Patienten sah. Also erwiderte ich auf die erregt vorgebrachte Forderung nach Abschaltung des Beatmungsgeräts ebenso forsch: „Warum haben Sie uns denn nur alarmiert, Frau...? Da hätten Sie doch besser den Hörer liegenlassen." Die Behandlung nahm einen günstigen Verlauf, und der Patient konnte bald auf die internistische Normalstation verlegt werden. Irgendwann lief ich in Eile über diese Station und sah den Patienten mit seiner Frau und einem kleinen Koffer im Flur sitzen; er sollte gerade nach Hause entlassen werden. Da rutschte mir der Satz heraus: „Na, Herr..., machen wir zwei noch eine Runde?" Er lächelte mich an und sagte: „Ja, wir machen noch eine Runde." Im Nachhinein war meine Frage, die ich ohne Nachdenken gestellt hatte, wohl ganz glücklich formuliert, und er hatte sie auch richtig verstanden; „eine Runde" bedeutet ja nicht Genesung, sondern einen kleinen Aufschub – aber wer möchte den missen, wenn die Umstände noch erträglich sind? Mir ist aber bewusst, dass die Behandlung auch hätte fehlschlagen können – und bei einem langen Sterben wären mir Vorwürfe nicht erspart geblieben.

Wenn es um Tod oder Leben geht, zählt nicht das Papier, sondern das eigene Gewissen. Dann ist der Arzt verpflichtet, die Option für das Leben zu nutzen – auch wenn er sich ggf. gegen den Willen der Angehörigen oder auch eine Verfügung stellen muss.

Zu diesem Problembereich zählt auch die Verweigerung der Bluttransfusion durch die Zeugen Jehovas. Ich vermittele diesen Menschen stets, dass ich ihren Glauben und ihre Gewissensentscheidung respektiere, fordere das für mich aber ebenso ein. Dabei bleiben Konflikte nicht aus:

- Eine junge Frau lag mit beginnendem Schockzustand in der chirurgischen Ambulanz. Durch eine Ultraschalluntersuchung war freie Flüssigkeit in der Bauchhöhle nachgewiesen worden; es bestand der Verdacht auf eine Blutung und damit eine dringende Operationsindikation. Wir wollten uns gerade mit dem Bett in Richtung OP bewegen, als der Ehemann äußerte: „Was ich noch sagen wollte, wir sind Zeugen Jehovas." Ich sagte: „Ich habe es gehört" – und wollte damit eine Eskalation der Situation vermeiden. Mein hochgeschätzter chirurgischer Partner und Freund, Prof. Dr. med. Dieter Hofmann, begann jedoch eine Diskussion mit dem Ehemann, so dass ich intervenierte: „Fragen wir doch die Frau." Ihre Antwort war: „Ich habe drei Kinder, ich will nicht sterben." Ich nahm das als Einverständnis und zog am Bett – da klammerte sich der Ehemann ans Bett, wies mit dem Finger auf seine Frau und sagte erregt: „Du kriegst kein Blut!" Bei allem Verständnis für seine Gewissensnot wurden wir regelrecht handgemein – letztlich wurde die Frau operiert, ohne dass eine Transfusion erforderlich wurde. An diesem Beispiel wird deutlich, wo die Grenzen des eigenen Gewissens liegen – nämlich da, wo die Gewissensentscheidung des anderen beginnt, der nicht in seinem Gewissen gebunden werden darf (auch wenn es, wie in diesem Fall, aus Liebe geschieht).

Patientenverfügungen werden ex ante niedergelegt, was eine große Gefahr mit sich bringt.

Es ist dem Menschen kaum gegeben, sich in zukünftige Situationen hinein zu versetzen. Vieles würde er entrüstet ablehnen, aber ist es erst einmal so weit, werden Dinge ertragen, die zuvor kaum vorstellbar sind. Das folgende schwache Beispiel hinkt sicher sehr, aber ich möchte hier die Hygienebedingungen anführen, die ich bei einem nur dreitägigen Einsatz auf dem U-Boot „U 28" erlebt habe: Duschen und Waschen entfiel, Zähneputzen galt als „halbseiden", und die Geruchseindrücke waren entsprechend. Was zuvor fast undenkbar schien, wurde rasch zur Normalität, und es stellte sich ein neues Gleichgewicht ein. Aber was sind solche Lappalien gegen die Berichte alter Menschen aus Krieg und Gefangenschaft? – wir können ihr Leid und die Umstände gar nicht ermessen.

Ähnliches gilt auch für Patienten, die manchmal innerhalb kürzester Zeit aus ihrem normalen Leben gerissen werden:

- Ich hatte bereits über zwei junge Menschen mit einer unfallbedingten Querschnittslähmung berichtet. Darüber hinaus ist mir ein Junge bekannt, der im Alter von 16 Jahren durch einen Abszess im Rückenmark eine Querschnittslähmung in Höhe C 0, also im obersten Halsmark am Übergang zum Hirnstamm, erlitten hatte. Er benutzte einen elektrischen Rollstuhl, den er mit dem Kinn über die erhaltene Hirnnervenfunktion steuerte, und ich fragte ihn: „S..., was macht Dir noch Spaß?" Die prompte Antwort war: „Alles" – und mein „noch" habe ich sofort bereut. Wer von uns würde verfügen, diesen Zustand ertragen zu wollen (der junge Mann erträgt ihn noch heute) – und wie wenig können wir ermessen, was Lebensqualität auch sein kann.

An Patienten mit hoher Querschnittslähmung wird der Unterschied von *Selbstbewusstsein und Selbstbestimmung* deutlich. Sie sind bei vollem Bewusstsein, können aber, falls auch die Arme betroffen sind, ohne fremde Hilfe nicht in den Rollstuhl kommen. Damit ist ihre Selbstbestimmung zwar überaus begrenzt, aber nicht völlig fehlend:

- Das musste ich bei einem Notarzteinsatz erfahren. Ein Rollstuhlfahrer mit hoher Querschnittslähmung hatte sich im Winter von einem Bootssteg aus in das kalte Wasser eines Teiches gestürzt und war dort elend ertrunken – die Auskünfte der Pflegekräfte ließen keine andere Interpretation zu.

Der Aspekt *Aufschub* ist bereits genannt worden – für manche Patienten wird er zu einem zeitlich sehr genau definierten Begriff. So kann es sein, dass der Patient noch die Geburt eines Enkelkindes oder ein Familienfest herbeisehnt und regelrecht abwartet; danach erlischt sein Lebenswille und er stirbt einen leichten Tod. Andere Menschen spüren den baldigen Tod, ohne dass die behandelnden Ärzte und die Pflegekräfte dies erkennen. Sie ahnen es vielleicht, ohne dass ihnen und anderen diese Ahnung ins Bewusstsein dringt – erst in der Rückschau wird es dann allen klar:

- Ein Patient hatte sich eine schwere Verätzung mit Formaldehyd zugezogen. Er war nach allen Regeln der Kunst versorgt worden und schien auf dem Weg der Besserung. Bei der morgendlichen Visite klagte er über mancherlei unspezifische Beschwerden, darunter war aber nichts Fassbares. Mich irritierte nur sein ängstlicher Blick, aber ich machte mir das nicht vollständig bewusst. Am nächsten Tag starb er, das Gift hatte sich immer weiter in das Gewebe gefressen. Im Nachhinein wussten alle, was sein Blick bedeutet hatte – „der Tod hat ihm aus den Augen geschaut“, wie eine Schwester sehr richtig bemerkte.

Die „Grundsätze der Bundesärztekammer zur ärztlichen Sterbebegleitung“ [29] sehen das *„Unterlassen, Begrenzen oder Beenden einer begonnenen medizinischen Behandlung“* vor – die äußerste Form des Beendens ist aus meiner Sicht die *Extubation eines beatmeten Patienten*, die Entfernung des Beatmungstubus aus der Luftröhre.

Dreimal habe ich das nach reiflicher Überlegung und im Konsens mit den Angehörigen und den medizinisch Beteiligten getan; es war immer eine sehr schwere Entscheidung:

- Beim ersten Mal handelte es sich um einen jungen Mann, der von der Feuerwehr mit einer schweren Kohlenmonoxid-Vergiftung leblos aus einer lichterloh brennenden Erziehungseinrichtung für Jugendliche gerettet worden war – ich war als Leitender Notarzt vor Ort. Nach der primär erfolgreichen Wiederbelebung wurde der Junge – von sehr athletischer Statur und wenig angenehmen Gesichtszügen – auf unsere Intensivstation gebracht. Dort traf ich die Eltern, deren Physiognomie so gar nicht zu dem Patienten passen wollte – die Mutter bemerkte meinen erstaunten Blick und sagte: „Unser J… war nur auf der Welt, um uns unsere Grenzen zu zeigen." Sie hatten ihn früh adoptiert und mit aller Liebe erzogen, aber seine Natur nicht ändern können – so war er in diese Einrichtung gekommen. Nach wenigen Tagen wurde klar, dass der Hirntod eingetreten und die weitere Behandlung hoffnungslos war. Ich weiß nicht mehr, ob über eine Organspende gesprochen wurde, jedenfalls sollte die Beatmung beendet werden – aber die Mutter wollte ihr Adoptivkind nicht mit Schläuchen sterben sehen. Sie zündete einige Kerzen an, wir beteten, die Mutter ging kurz hinaus und ich extubierte den Jungen – er starb rasch. Dabei geschah noch etwas Unerwartetes: Er beugte die zuvor gestreckt gelagerten Arme und seine Hände fielen wie zum Gebet zusammen. Medizinisch gilt das als spinaler Reflex, aber alle im Zimmer haben es ganz anders empfunden.

- Beim zweiten Mal ging es um eine ältere Frau, bei der es nach einer Herzoperation zu einer Infektion des Brustbeins und des Mittelfells, einer Mediastinitis, gekommen war. Diese in sich ruhende, gefestigte und kämpferische Persönlichkeit war uns während der wochenlangen Behandlung sehr ans Herz gewachsen. Alle Versuche, die Infektion zu beseitigen, scheiterten, und ihr Tod war nicht mehr abzuwenden. Nachdem der Konsens zur Therapieeinstellung erreicht war, blieben die Leitende Intensivschwester und ich im Zimmer. Ich gab der Patientin Morphin, um sie sicher schmerz- und angstfrei zu wissen, und trennte sie vom Beatmungsgerät. Nach kurzer Zeit begann sie spontan zu atmen, und es verging eine quälend lange Zeit. Wir entschlossen uns zur Extubation – und wollten damit das letzte Hemmnis, das dem natürlichen Verlauf noch im Wege stand, beseitigen. Aber auch nach der Extubation hat es noch Stunden gedauert, bis der Tod eintrat.

- Beim dritten Mal ging es um eine etwa 50 Jahre alte Frau, die nach einem Blitzschlag von ihrem Mann gefunden und wiederbelebt worden war. Nach wenigen Tagen wurde klar, dass sie eine schwerste Hirnschädigung erlitten hatte; es handelte sich um ein Wachkoma (Coma vigile), das eine Organentnahme ausschließt. Nachdem der Ehemann nach reiflicher Überlegung geäußert hatte, dass seine Frau nicht in diesem Zustand hätte leben wollen, habe ich sie im Konsens mit allen Beteiligten, nachdem der Ehemann Abschied genommen hatte, extubiert. Nach der Extubation atmete sie noch eine Weile und starb rasch; danach riefen der anwesende Pfleger und ich den Ehemann wieder ins Zimmer. Er küsste seine Frau und sagte: „Jetzt sieht sie wieder so aus, wie ich sie gefunden habe."

Über ein *Nahtoderlebnis* kann ich nur aus zweiter Hand berichten. Eine Frau mittleren Alters war nach einer Herzoperation reanimiert und auch defibrilliert worden (dabei wurden zwei größere Metallelektroden auf den Brustkorb gedrückt, um das Herz durch einen Stromstoß wieder in geordneten Gang zu bringen). Der weitere Heilverlauf war komplikationslos, und die Patientin konnte von der Intensivstation verlegt werden. Die Stationsärztin, die Tage zuvor auch die Wiederbelebung durchgeführt hatte, machte die Verlegungspapiere fertig und äußerte dabei fast beiläufig: „Um Sie haben wir uns ja ganz schön Kummer gemacht." Die Frau antwortete prompt: „Ich weiß, Sie haben mir mit zwei Bügeleisen auf den Brustkorb gedrückt, ich hab es von oben gesehen." Es muss so und nicht anders gewesen sein – so etwas kann sich niemand anlesen, weil er dann nicht von Bügeleisen, sondern von einer Defibrillation gesprochen hätte. Ein weites Feld, und wir werden es alle erleben.

Literatur

32. Katechismus der Katholischen Kirche. München: Oldenbourg 1993

33. Robert P: Ich bin bloß der Pfarrer. Heiter-ernste Erlebnisse im Krankenzimmer. Würzburg: Echter 2009

Spezielle Aspekte

Katastrophenmedizin – eine spezielle Betrachtung

Einführung und gesellschaftliches Umfeld

Die Katastrophenmedizin [34] unterscheidet sich von der allgemeinen Notfallmedizin insbesondere durch den quantitativen Aspekt mit der Vervielfachung von Not und Leid.

Katastrophen – allgemein als schweres Unglück oder Naturereignis mit verheerender Wirkung definiert [4] – sind in den Industriestaaten oder „entwickelten Ländern“ der gemäßigten Klimazonen gottlob selten, was die Medien aber nicht hindert, Begriffe wie „katastrophal“, „entsetzlich“ oder „verheerend“ zu jeder noch so banalen Gelegenheit zu strapazieren – und sei es für eine Niederlage im Fußballspiel. Andererseits werden über die Nachrichtensendungen des Fernsehens täglich Bilder tatsächlicher menschlicher Katastrophen in die Wohnzimmer übertragen, die darüber hinaus – und nicht immer verständlich – durch weinende oder anklagende Opfer usw. noch drastisch unterstrichen werden.

Es stellt sich die Frage nach den Konsequenzen. Der Zuschauer kann gar nicht anders, als eine gewisse Distanz zu wahren; er würde sonst keine Ruhe mehr finden. Für die innere Verarbeitung wäre vor allem zu wünschen, dass sich ein jeder zunächst die eigene Situation vor Augen führt, die ja regelmäßig nicht durch die existenzielle Bedrohung von Leben, Nahrung, Kleidung und Wohnung gekennzeichnet ist. Aus dieser Erkenntnis heraus ist der nächste Schritt zu tun: Gott zu danken und für alle zu beten, die der Hilfe bedürfen. Die tätige Hilfe kann dann von der Geldspende bis zum Dienst in einer Hilfsorganisation mit ggf. internationalem Einsatz reichen. Aber auch der wache Blick auf das engere persönliche Umfeld kann oft zur tätigen Hilfe mahnen; seien es nur der Besuch von kranken und einsamen Menschen oder die Hilfe für Zuwanderer oder andere Menschen am Rande der Gesellschaft. Ein guter Maßstab sind hier die leiblichen und geistigen Werke der Barmherzigkeit (Tafel 22).

Die leiblichen Werke der Barmherzigkeit

- Die Hungrigen speisen
- Die Durstigen tränken
- Die Nackten bekleiden
- Die Fremden beherbergen
- Die Gefangenen erlösen
- Die Kranken besuchen
- Die Toten begraben

Die geistigen Werke der Barmherzigkeit

- Die Sünder brüderlich zurechtweisen
- Die Unwissenden belehren
- Den Zweifelnden recht raten
- Die Betrübten trösten
- Die Lästigen geduldig ertragen
- Den Beleidigern gern verzeihen
- Für das Heil der Lebenden und Toten beten

Tafel 22: Die leiblichen und geistigen Werte der Barmherzigkeit [35].

Diese tätige Nächstenliebe hat wenig mit der *Übernächstenliebe* so mancher „Gutmenschen“ und „Aktivisten“ gemein, die mit ihrem stereotypen „man müsste mal“ oder „ein Stück weit“ die Talkshows des Fernsehens und andere Medien dominieren, ohne dass praktische Folgen erkennbar sind. Oft gesellen sich Missgunst und Neid, aber auch Hochmut dazu – frei nach dem Beispiel vom Pharisäer und vom Zöllner in Lk 18,9-14 [1]: *„Gott, ich danke dir, daß ich nicht wie die anderen Menschen bin... oder auch wie dieser Zöllner dort“* – in meiner Heimat plastischer und gern, aber stets mit der nötigen Demut als „Herr, ich danke dir, dass ich nicht bin wie dieser“ zitiert.

Die *wahren Aktivisten* sind die im Bereich des Sanitäts- und Rettungsdienstes, in den Feuerwehren und im sonstigen Katastrophenschutz – überwiegend ehrenamtlich – engagierten Helfer. Diese Helfer stehen, ähnlich wie der militärische Führer im Frieden, in einer paradoxen Situation: Über allen katastrophenmedizinischen Planungen und Vorkehrungen steht die Hoffnung, dass diese sich niemals im Ernstfall bewähren müssen. Daher erfordert es besondere Kraft und Beharrlichkeit, trotzdem mit allem Ernst das hoffentlich niemals Eintretende und vielleicht Unmögliche zu bedenken.

Im Ernstfall muss vor dem eigenen Gewissen die Frage, ob das Menschenmögliche getan worden ist, bejaht werden können - ob dies dann genügt, steht dahin und wird sich ggf. erweisen.

Die Katastrophenmedizin ist nicht frei von bedenklichen Randerscheinungen oder gar Auswüchsen. International ist dies insbesondere seit den Ereignissen des 11. September 2001 und dem nachfolgenden „Krieg gegen den Terrorismus“ der Fall, während national der Wandel der Bundeswehr von der Landesverteidigung im Kalten Krieg zur „Armee im Einsatz“ seine Spuren hinterlassen hat.

Nützlichkeit und ihre Grenzen - und das Beispiel der Sichtung

Die Problematik der *Nützlichkeit* kann exemplarisch an einem Editorial einer international renommierten Zeitschrift für Intensivmedizin verdeutlicht werden. Ausgangspunkt des Beitrags [36] ist der Hurrikan „Katrina“, der im August 2005 im Südosten der USA und insbesondere in New Orleans zahlreiche Todesopfer gefordert und verheerende Sachschäden verursacht hat. Nach dem Ereignis wurden eine Ärztin und zwei Krankenschwestern angeklagt, vier Patienten in den ersten Tagen nach dem Sturm durch Injektionen von Schmerz- und Beruhigungsmitteln getötet zu haben. Der Autor geht zunächst auf die bekannt desolaten Begleitumstände des Ereignisses ein: *„Patients were suffering greatly... staff was overwhelmed... vitual no assistance.“* Im Zentrum des Beitrags steht jedoch die Gefahr eines terroristischen Nuklearangriffs, der geradezu heraufbeschworen wird, und die offen formulierte Frage nach *„standards... helping clinicians“*, damit hoffnungslose Patienten nach einem solchen Angriff - offenkundig auch unter dem Aspekt der Entlastung der Hilfskräfte - aktiv zu Tode gebracht werden können.

Die *Option für das Leben* ist das ethische Leitprinzip der Notfall- und Intensivmedizin, an dem auch unter *aussichtslos erscheinenden äußeren Umständen* festzuhalten ist.

Daher muss der zunehmenden Tendenz zur aktiven Sterbehilfe bis hin zur Tötung von sterbenden und als hoffnungslos gesichteten Patienten entschieden entgegengetreten werden. Auch im Großschadens- und Katastrophenfall geht es nicht um reinen Utilitarismus – um Nützlichkeit um jeden Preis.

In einer Extremsituation ist es die Pflicht des Arztes und jedes Helfers, in Leid und Not standzuhalten, auch in verzweifelter Situation auf dem Posten zu bleiben und seine Pflicht zu tun. Die Grenze des Menschenmöglichen – nicht des landläufig Zumutbaren – ist allerdings individuell verschieden und zu respektieren.

Die Ballade „John Maynard" von Theodor Fontane gibt dafür ein – wenn vielleicht auch ausgeschmücktes – schönes Beispiel (Tafel 23).

John Maynard

John Maynard! „Wer ist John Maynard?“

„John Maynard war unser Steuermann,
aushielt er, bis er das Ufer gewann,
er hat uns gerettet, er trägt die Kron’,
er starb für uns, unsre Liebe sein Lohn.
John Maynard.“

Die „Schwalbe“ fliegt über den Eriesee,
Gischt schäumt um den Bug wie Flocken von Schnee,
von Detroit fliegt sie nach Buffalo -
die Herzen aber sind frei und froh,
und die Passagiere mit Kindern und Fraun
im Dämmerlicht schon das Ufer schaun,
und plaudernd an John Maynard heran
tritt alles: „Wie weit noch, Steuermann?“
Der schaut nach vorn und schaut in die Rund:
„Noch dreißig Minuten ... halbe Stund.“

Alle Herzen sind froh, alle Herzen sind frei -
da klingt’s aus dem Schiffsraum her wie Schrei,
„Feuer!“ war es, was da klang,
ein Qualm aus Kajüt und Luke drang,
ein Qualm, dann Flammen lichterloh,
und noch zwanzig Minuten bis Buffalo.

Und die Passagiere, buntgemengt,
am Bugspriet stehn sie zusammengedrängt,
am Bugspriet vorn ist noch Luft und Licht,
am Steuer aber lagert sich’s dicht,
und ein Jammern wird laut: „Wo sind wir? wo?“
Und noch fünfzehn Minuten bis Buffalo. –

Der Zugwind wächst, doch die Qualmwolke steht,
der Kapitän nach dem Steuer späht,
er sieht nicht mehr seinen Steuermann,
aber durchs Sprachrohr fragt er an:
„Noch da, John Maynard?“ „Ja, Herr. Ich bin.“
„Auf den Strand! In die Brandung!“ „Ich halte drauf hin.“

Und das Schiffsvolk jubelt: „Halt aus! Hallo!"
Und noch zehn Minuten bis Buffalo. – –

„Noch da, John Maynard?" Und Antwort schallt's
mit ersterbender Stimme: „Ja, Herr, ich halt's!"
Und in die Brandung, was Klippe, was Stein,
jagt er die „Schwalbe" mitten hinein.
Soll Rettung kommen, so kommt sie nur so.
Rettung: der Strand von Buffalo!

Das Schiff geborsten. Das Feuer verschwelt.
Gerettet alle. Nur einer fehlt!

Alle Glocken gehn; ihre Töne schwelln
himmelan aus Kirchen und Kapelln,
ein Klingen und Läuten, sonst schweigt die Stadt,
ein Dienst nur, den sie heute hat:
Zehntausend folgen oder mehr,
und kein Aug' im Zuge, das tränenleer.

Sie lassen den Sarg in Blumen hinab,
mit Blumen schließen sie das Grab,
und mit goldner Schrift in den Marmorstein
schreibt die Stadt ihren Dankspruch ein:

„Hier ruht John Maynard! In Qualm und Brand
hielt er das Steuer fest in der Hand,
er hat uns gerettet, er trägt die Kron,
er starb für uns, unsre Liebe sein Lohn.
John Maynard."

Tafel 23: Die Ballade „John Maynard" von Theodor Fontane (1819 - 1898) – ein Denkmal der Pflichterfüllung [8].

Auch der Sanitätsdienst der Bundeswehr muss sich mit dem Problem der Nützlichkeit auseinandersetzen. Hier stehen derzeit Fragen des humanitären Völkerrechts – wie die Verwendung des Roten Kreuzes als Schutzzeichen oder der Waffengebrauch durch Sanitätspersonal – im Vordergrund. Solche Fragen berühren das Selbstverständnis des Sanitätspersonals, und es wird zu Recht darauf hingewiesen, dass es eben nicht um die „normative Kraft des Faktischen" geht [37]:

„Der Schutz unserer Freiheit und unserer freiheitlich-demokratischen Werte- und Grundordnung darf nicht unter Aufgabe dieser eigenen Prinzipien erfolgen, das heißt der Zweck heiligt nicht die Mittel."

Im Großschadens- und mehr noch im Katastrophen- oder Kriegsfall ist die *Sichtung* (siehe auch Kapitel „Notfallmedizin") eine zwingende ärztliche Aufgabe, die aus dem üblichen klinischen Rahmen fällt und daher nicht nur von medizinischen Laien, sondern auch von manchen Ärzten beargwöhnt wird.

Ethisches Prinzip und Ziel der Sichtung ist es, unter eingeschränkten Versorgungsbedingungen die momentan verfügbaren Kräfte optimal zu nutzen, allen Betroffenen *ohne Ansehen der Person* möglichst gleichmäßig zu helfen und das Überleben einer möglichst hohen Zahl von Patienten zu sichern [31].

Um diesem Anspruch soweit wie möglich gerecht zu werden, werden alle Patienten hinsichtlich ihres medizinischen Versorgungsbedarfs von einem erfahrenen Arzt beurteilt und den Sichtungskategorien I - IV zugeordnet, die vereinfacht als *schwerst geschädigt, schwer geschädigt, leicht geschädigt* und *hoffnungslos* zu beschreiben sind.

Die Notwendigkeit der Sichtung steht bei allen fachlich Verantwortlichen außer Frage, während die Forderung nach der *Sichtung ohne Ansehen der Person* gelegentlich zu Diskussionen Anlass gibt, wobei u. a. auf abweichende militärische Vorgaben verwiesen wird. Dieser Gedanke ist – neben persönlichen Mitteilungen – auch aus einem Kongressbericht zu entnehmen [38]:

„Allerdings, so Gross, könne zwingende militärische Notwendigkeit gewisse Forderungen des internationalen Rechts durchaus auch ausstechen, wie zum Beispiel die Pflicht, alle Menschen entsprechend der medizinischen Notwendigkeit zu behandeln oder das Verbot, Nichtkombattanten direkt zu attackieren."

Dem ist entgegenzuhalten: *„Der Zweck heiligt nicht die Mittel"* [37] – und darüber hinaus stünde ein „Ansehen der Person" in direktem Widerspruch zu dem der (Muster-)Berufsordnung für die in Deutschland tätigen Ärztinnen und Ärzte [5] vorangestellten Gelöbnis (Tafel 4) und dem internationalen Recht, hier dem auf der

Genfer Konvention des Jahres 1864 beruhenden I. Genfer Abkommen [39], in dem es heißt:

„Die Mitglieder der Streitkräfte und die sonstigen im folgenden Artikel bezeichneten Personen, die verwundet oder krank sind, werden unter allen Umständen geschont und geschützt.

Sie werden durch die am Konflikt beteiligte Partei, in deren Händen sie sich befinden, mit Menschlichkeit behandelt und gepflegt, ohne jede auf Geschlecht, Rasse, Nationalität, Religion, politischer Meinung oder irgendeinem anderen ähnlichen Unterscheidungsmerkmal beruhende Benachteiligung. Streng verboten ist es,... sie vorsätzlich ohne ärztliche Hilfe oder Pflege zu lassen...

Nur dringliche medizinische Gründe rechtfertigen eine Bevorzugung in der Reihenfolge der Behandlung.

Frauen werden mit aller ihrem Geschlecht gebührenden Rücksicht behandelt."

Sichtungssituationen sind im zivilen Umfeld und außerhalb von Katastrophenlagen selten; einige Beispiele wurden bereits im Kapitel „Notfallmedizin" genannt. Ein weiterer Fall soll noch erwähnt werden:

- An einem Samstagnachmittag im Januar waren zwei Personenwagen mit sieben Insassen auf einer eisglatten Landstraße frontal zusammengestoßen. Es war noch vor der Ära der Mobilfunktelefone, so dass es nach dem Eingang eines ersten Notrufs 20 Minuten dauerte, bis die genaue Unfallstelle feststand. Die spärlichen örtlichen Einsatzkräfte wurden alarmiert, und als ich nach über einer Stunde als Leitender Notarzt eintraf, war – neben Feuerwehr und Polizei – der Rettungsdienst mit drei Klinikärzten und einem niedergelassenen Arzt im Einsatz. Die Rettungskräfte waren noch vollauf mit der Erstversorgung der Schwerverletzten beschäftigt, und ich lief die Einsatzstelle ab. Ich traf zuerst auf einen erfahrenen Notarzt, Facharzt für Anästhesie, der liebevoll eine über 80 Jahre alte schwer verletzte Frau mit Verdacht auf eine Beckenfraktur – noch am Boden liegend – versorgte. Danach stieß ich in einem Rettungswagen auf zwei Patienten; ein leicht verletzter junger Mann saß auf dem Beifahrersitz, während ein weiterer Notarzt im Krankenraum eine junge Frau mit deutlichen Kopfverletzungen versorgte. Ich wies ihn an, die Frau zu intubieren und in die nächste Klinik mit Neurochirurgie zu bringen – er erwiderte, dass er nicht intubieren könne. Die Frau atmete noch ausreichend; ich wollte sie daher erst nach Beendigung der Sichtung intubieren und wies den Rettungsassistenten an, alles Erforderliche vorzubereiten. Die nächste Patientin war leichter verletzt und wurde von einer noch wenig erfahrenen jungen Krankenhausärztin betreut, die ich kurz anleiten konnte. Danach ging es im Laufschritt weiter; die Einsatzstelle zog sich über mehr als 50 Meter hin. Ganz am Ende stand ein Krankentransportwagen, ich öffnete die Tür und sah ein (wie ich später erfuhr) neun Jahre altes Mädchen, bewusstlos und im tiefsten Schock um sein Leben ringend. Dabei der niedergelassene Kollege, der den Ernst der Situation klar erkannt hatte: „Sie hat ein stumpfes Bauchtrauma, ich kann nichts machen.“ Ich lief zurück zu dem (neben mir) einzig erfahrenen Notarzt und sagte wörtlich: „Herr D..., lassen Sie die Oma sausen und kümmern Sie sich um das Kind. Intubieren, in den RTW (Rettungswagen) und sofort zu uns!“ – unsere Klinik war zwar nicht die nächstgelegene, aber nach meiner Einschätzung besser in der Lage, dieses schwerst verletzte Kind zu versorgen.

Dieser sicher nicht druckreife Satz – in der Situation vielleicht entschuldbar – ist aber auch inhaltlich zu hinterfragen. Worauf beruhte die Entscheidung, einem schwer verletzten alten Menschen den erfahrenen Arzt zu entziehen? – die weitere Versorgung übernahm die junge Krankenhausärztin. Die Entscheidung erfolgte ohne langes Überlegen aus dem Herzen heraus. Es gab keine Punkte zu verteilen und keine Algorithmen zu beachten – es war allen klar, dass dieses junge Leben im Zweifel Vorrang vor dem ebenso zu respektierenden, aber absehbar seinem Ende entgegen gehenden Leben des alten Menschen hatte.

- Nachdem das Kind auf dem Weg zur Klinik war, intubierte ich die junge Frau und begleitete den Transport in die neurochirurgische Abteilung. Danach fuhr ich in meine Heimatklinik, wo das Kind gerade in den OP eingeschleust wurde. Ich übernahm die Narkose, die eigentlich eine Intensivtherapie war, während der Oberarzt der Anästhesie sich um die Beschaffung von Blutkonserven kümmerte – damals wurde noch von Ordensschwestern und Mitarbeitern gespendetes Warmblut benutzt. Es waren ein erfahrener Unfallchirurg und ein Altassistent im Dienst. Nach Eröffnung des Bauchraums stellten sich schwerste Leber-, Bauchspeicheldrüsen- und Darmverletzungen heraus. Wegen der starken und zunächst kaum beherrschbaren Blutung war etwa eine Dreiviertelstunde lang kein Blutdruck messbar, so dass ich den Mut verlor. Ich begann innerlich zu beten: „Lieber Gott, hilf mir, *jetzt* muss es sein – ich hänge noch diese Konserve an, aber danach höre ich auf!" Nach und nach kamen immer mehr Kollegen zu Hilfe, ein chirurgisch bewährter ungarischer Gastarzt, eine sehr erfahrene Oberärztin und schließlich der Chef der Chirurgie, Prof. Dr. med. Dieter Hofmann, ein breit ausgebildeter, hervorragender Operateur alter Schule. Ich hatte ihn telefonisch zuhause erreicht. Er hatte einen grippalen Infekt und hohes Fieber; mit heiserer Stimme sagte er: „Ich kann nicht kommen, ich habe Fieber" – meine Antwort war: „Du hast den Hörer bedient, dann komm auch." Er kam, gab über das Anästhesietuch seine Anweisungen, verlor die Geduld, wusch sich chirurgisch und übernahm die Operation. Sie dauerte rund fünf Stunden, und danach begann die Intensivbehandlung. Am nächsten Montag wurde das Kind von einem Neurologen untersucht, der einen schweren hypoxischen Hirnschaden (durch Sauerstoffmangel) befürchtete. Wir berieten uns; ein neurologisch erfahrener Anästhesiepfleger machte allen wieder Mut, so dass wir beschlossen, einfach weiterzumachen, als ob nichts geschehen sei. Dabei hat uns der Vater des Kindes, ärztlicher Kollege, vorbildlich unterstützt – er ließ nie einen Zweifel aufkommen, dass er unserem doch so kleinen Krankenhaus vertraute, und lehnte die angebotene Verlegung in eine größere Klinik ab. Im Hintergrund, aber es war wohl mehr als ein Hintergrund, wurde gebetet – die Ordensschwestern hatten Zeit für zwei Novenen, bis das Mädchen am 21. Tag extubiert werden konnte. Ihre ersten Worte waren: „Ich hätte gerne Pommes frites mit grober Bratwurst und Mayonnaise" – wir waren überglücklich und dankbar für dieses kleine Wunder.

Ich möchte noch etwas zum Verhältnis von Anästhesisten und Chirurgen ergänzen – mehr für Insider, es gehört nicht ganz in den Rahmen dieses Büchleins. Nachdem das Kind genesen war, sagte mein chirurgischer Freund und Partner: „Das mit der ... hat ja ganz gut geklappt, darauf gebe ich einen aus, Deine Leute können da auch mal mitkommen." Meine Antwort kam prompt: „Was heißt hier ‚auch mal mitkommen'? Wenn ich nicht an der Unfallstelle gewesen wäre, hättest Du das Kind nie gesehen. Du hast fünf Stunden am Operationstisch gestanden, wir haben uns 21 Tage lang jeden Tag den Kopf zerbrochen - also..."

Der Helfer in Bedrängnis - Hilfe für Helfer

Die in der Notfallmedizin und der Intensivmedizin tätigen Helfer sind vielfältigen und manchmal extremen Belastungen ausgesetzt. Die damit verbundenen Reaktionen bis hin zum *Burnout* (Ausgebranntsein) und der *Posttraumatischen Belastungsstörung* (PTBS) wurden lange Zeit weitgehend negiert oder zumindest nicht artikuliert. In den letzten Jahren hat sich hier ein tiefgreifender Wandel vollzogen, und die „Hilfe für Helfer" ist in der Literatur [34] und in der Praxis breit etabliert. Noch so differenzierte Hilfsangebote können aber nur dann greifen, wenn sie auch genutzt werden - hier geht es besonders um die *stete Aufmerksamkeit* im eigenen Umfeld.

Nicht nur *Einzelereignisse* können einen Menschen im Inneren verletzen und krank machen, auch die *Last der täglichen Routine* kann den Menschen überfordern.

Nach besonders belastenden Einsätzen und Situationen - seien es der plötzliche Kindstod, ein Unfall mit zahlreichen Toten und Verletzten oder ein Tod nach langer und wechselvoller Behandlung auf der Intensivstation - ist eine *Nachbereitung* im weiteren Sinne erforderlich, ohne dass diese Maßnahme explizit so bezeichnet werden muss. Manchmal drängt sich ein Nachbereitungsgespräch wegen der tiefen Betroffenheit der Beteiligten geradezu auf, während ein individuelles Hilfeersuchen (vielleicht unbewusst) nur als andeutungsweise Frage geäußert wird. Es ist also Wachsamkeit geboten. Das Geschehen soll zunächst möglichst bald nach dem Ereignis in ruhiger Atmosphäre besprochen werden, sei es auf der Rettungswache oder in der Stationsküche. Bei diesem Gespräch muss jeder zu Wort kommen und sich aussprechen dürfen - auch wenn es den anderen vielleicht langatmig oder unangebracht vorkommt. Falls eine erste Aussprache nicht ausreicht, muss das Ereignis ggf.

nochmals gezielt erörtert werden. Hier können dann auch die nur indirekt Beteiligten zugezogen werden, denen sonst nur zu leicht die Schuld zugeschoben wird – etwa in dem Tenor: „Die Rettungsleitstelle hat mal wieder versagt." Es soll sachlich festgestellt werden, was im positiven Sinne erreicht worden ist, wo Fehler aufgetreten sind und was verbessert werden kann. Striktes Bestehen auf Idealvorstellungen trägt nicht zur Erreichung des Zieles bei. Menschliches Fehlen und Unvollkommenheit zählen zu den unabänderlichen Gegebenheiten; entscheidend sind ernsthaftes Bemühen und der Wille zur Besserung.

Die Erfahrung hat mich gelehrt, dass mehr Menschen unter der Last der täglichen Routine erlahmen oder zerbrechen als an einem noch so bedeutsamen Einzelereignis. Weiter bin ich seit meiner Dienstzeit in der Marine überzeugt, dass Menschen mit geringeren intellektuellen Gaben (das ist nicht abwertend gemeint; ich weiß nicht, wie ich es anders sagen soll) durchaus belastbarer sind als solche, die intellektuell besser bedacht worden sind. Die weniger Begabten kommen noch zurecht, wenn die Umstände anderen als unzumutbar erscheinen – dies aber nur bis zu einem gewissen Grad. Wenn sie dem äußeren oder inneren Druck erst einmal erliegen, bleibt ihnen kein Ausweg und keine intellektuelle Steuerungsmöglichkeit mehr; sie können nur noch hilflos reagieren und sind von anderen kaum noch zu erreichen (als einschlägige Lektüre ist die Novelle „Bahnwärter Thiel" von Gerhart Hauptmann zu empfehlen).

Es ist nicht leicht, einen vielleicht vor dem Zusammenbruch stehenden Menschen im Getriebe des Alltags zu erkennen. Erste Anzeichen – wie Hinweise auf vermehrten Alkoholkonsum, anderen Drogenmissbrauch, zunehmende Isolation oder eine depressive oder zynische Grundstimmung – müssen nicht nur bemerkt und bewusst wahrgenommen werden, sondern zu einem vertraulichen persönlichen Gesprächsangebot führen, woran sich ggf. professionelle Hilfe anschließen kann.

Wenn ich auch einmal einem Kollegen auf seinem Weg aus der Opioidabhängigkeit beistehen konnte, so habe ich in diesem Bereich doch überwiegend betrübliche Erfahrungen gemacht. Ein Hilfsangebot („Frau..., Sie sind morgens bei der Übergabe immer so fahrig und unkonzentriert, kann es sein, dass Sie etwas einnehmen?") kann ausgeschlagen und der weitere Kontakt gemieden werden – es könnte aber auch als ungebührlicher Annäherungsversuch bewertet werden. Es ist auch möglich, dass sich die Gelegenheit zu einem Gespräch, auch bei noch so gutem Vorsatz, einfach nicht ergibt – dann hat es sich nicht gefügt. Viel öfter aber fällt es den Menschen im Umfeld des Betroffenen erst nach dem traurigen Ende – sei es ein Suizid oder eine offenbar gewordene Drogenabhängigkeit – wie Schuppen von den Augen: „Wir haben es geahnt, aber jetzt wird es uns klar, das hätten wir doch merken müssen..."

Seit meiner Ausbildung zum Transportsanitäter im Jahr 1969 sind mir insgesamt 16 Ärzte (15 Anästhesisten und ein Chirurg) bekannt geworden, die ihrem Leben selbst ein Ende gesetzt haben. Mit einigen stand ich nur in entferntem beruflichem Kontakt, während ich mit anderen beruflich oder persönlich enger verbunden war. Im letzten entscheidenden Moment ihres Lebens waren sie, wie in Joh 5,7 [1] beschrieben, allein: *„Herr, ich habe keinen Menschen"* (siehe auch Kapitel „Notfallmedizin"). Aber es war doch noch mehr – sie haben in diesem Moment doch auch Abschied von ihren Idealen genommen. Dabei kommt mir die letzte Szene aus dem Film „Der blaue Engel" aus dem Jahr 1930 in den Sinn: Professor Immanuel Rath („Unrat" genannt), unvergleichlich dargestellt von Emil Jannings, achtbarer Gymnasiallehrer in einer Kleinstadt, geht an seiner Liebe zu der Sängerin Lola sozial und gesundheitlich zugrunde. Als die Tournee ihn zurück in seine Heimatstadt führt und er zum Gespött des Publikums wird, dringt er nachts in sein ehemaliges Gymnasium ein und stirbt dort an seinem Katheder, das er fest umklammert hält. Wie gerne wäre er wieder geworden, was er einmal gewesen ist – und wie sehr sollten wir achten und schätzen, was wir sind und sein dürfen (Tafel 24).

> Ich bin erschaffen, um das zu sein und zu tun, was nur mir und keinem anderen bestimmt ist. Ich habe einen Platz in den Absichten und in der Welt Gottes, den kein anderer einnimmt.
>
> Mag ich arm oder reich, geschätzt oder verachtet von den Menschen sein: Gott kennt mich und ruft mich bei meinem Namen.

Tafel 24: Ein dem seligen Kardinal John Henry Newman (1801 - 1890) zugeschriebenes Wort.

Literatur

34. Adams HA, Krettek C, Lange K, Unger C (Hrsg): Patientenversorgung im Großschadens- und Katastrophenfall. Köln: Deutscher Ärzte-Verlag 2014

35. Gesang und Gebetbuch für das Bistum Trier. Hrsg v Bischöflichen Generalvikariat. Trier: Paulinus 1955

36. Patterson AJ: Ushering in the era of nuclear terrorism. Critical Care Medicine 2007; 35: 953-954

37. Vollmuth R: Das berufliche Selbstverständnis im Sanitätsdienst im historischen und ethischen Kontext. Wehrmedizin und Wehrpharmazie 2013; 37 (Heft 3): 31-33

38. Locher WG: ICCM-Workshop: Was kann Ethik in der Militär- und Katastrophenmedizin leisten? Wehrmedizinische Monatsschrift 2013; 57: 265-267

39. Die Genfer Abkommen und ihre Zusatzprotokolle – Vertragstexte. Deutsches Rotes Kreuz (Hrsg). 9. Aufl. Berlin: DRK-Service GmbH 2007 http://www.ialana.de/files/pdf/arbeitsfelder/frieden/humanit%C3%A4res%20v%C3%B6-recht/Buch-GA.pdf (am 01.03.2015)

Mein persönlicher Lebens- und Glaubensweg

Mein persönlicher Glaubensweg beginnt mit den ersten Erinnerungen der Kindheit und wurde durch das *katholische Umfeld von Kindheit und Jugend* und den gelebten Glauben einer großen Familie geprägt. Ich habe diesen nicht hinterfragten, festen und erwärmenden Kinderglauben dann – wie bei vielen Menschen nicht ohne Schmerzen – in der Jugend- und Erwachsenenzeit bewahren und neu erwerben dürfen. Ich empfinde es als unverdiente Gnade Gottes, glauben zu dürfen, und bemühe mich um die Weitergabe an Kinder, Enkel und Freunde – und an das berufliche und sonstige Umfeld. Mein Glaube ist aber ein Kinderglaube in dem Sinne geblieben, wie ich den Evangelisten Matthäus verstehe (Tafel 25).

Die Rede über das Leben in der Gemeinde

In jener Stunde kamen die Jünger zu Jesus und fragten: Wer ist im Himmelreich der Größte? Da rief er ein Kind herbei, stellte es in ihre Mitte und sagte: Amen, das sage ich euch: Wenn ihr nicht umkehrt und wie die Kinder werdet, könnt ihr nicht in das Himmelreich kommen. Wer so klein sein kann wie dieses Kind, der ist im Himmelreich der Größte. Und wer ein solches Kind um meinetwillen aufnimmt, der nimmt mich auf... Wer einen von diesen Kleinen, die an mich glauben, zum Bösen verführt, für den wäre es besser, wenn er mit einem Mühlstein um den Hals im tiefen Meer versenkt würde.

Tafel 25: Aus der Rede über das Leben in der Gemeinde in Mt 18,1-35 [1].

Ich bin überzeugt, dass Glauben nicht wissen, sondern *festes für wahr halten* ist, und ein überzogenes historisch-kritisches Hinterfragen in die Irre führt. Wer will heute, nach 2.000 Jahren, wissenschaftlich nachweisen oder widerlegen, dass der Apostel Petrus den Herrn verleugnet hat? Ich halte die Stelle beim Evangelisten Lukas (Lk 22,61-62) wortwörtlich für wahr [1]:

„Da wandte sich der Herr um und blickte Petrus an. Und Petrus erinnerte sich an das, was der Herr zu ihm gesagt hatte: Ehe heute der

Hahn kräht, wirst du mich dreimal verleugnen. Und er ging hinaus und weinte bitterlich."

– so war es und nicht anders, und das lasse ich mir nur durch das kirchliche Lehramt nehmen.

Katholisch zu sein, an Sonn- und Feiertagen die Heilige Messe zu besuchen, das Kirchenjahr und die kirchlichen Feste bewusst zu erleben usw., das war damals in meinem Heimatdorf Ehrang (seit dem Jahr 1969 ein Stadtteil von Trier) selbstverständlich und auch mit sozialem Zwang verbunden. Das hat u. a. dazu geführt, dass manche Männer beim Hochamt ganz hinten in der Kirche standen und die Sonntagspflicht durch Hören der von ihnen so betrachteten „Kernmesse" (nach der oft langen Predigt bis zum Gang zur Kommunion) als erfüllt ansahen. Und wer „in die Stadt" (nach Trier) fuhr, brauchte sich nur auf den Hauptmarkt zu stellen und die Augen offen zu halten: Am Turm der Bürgerkirche „St. Gangolf" steht deutlich

VIGILATE ET ORATE (Wachet und betet)

zu lesen, und mit einer 90°-Wendung nach links ist am Greiffenklau-Turm der Hohen Domkirche „St. Peter" klar die Fortsetzung zu sehen:

NESCITIS QUA HORA DOMINUS VENIET (Ihr wisst nicht, zu welcher Stunde der Herr kommen wird).

Auch wenn die Schriften noch stehen, die letzten Jahrzehnte haben auch in meiner Heimat die Spreu vom Weizen getrennt. Es ist eine vorerst vergangene Zeit, die durch die *Versuchung zum Guten* geprägt war – so hat es Studiendirektor Heinrich Deborre (1924 - 2014) einmal gesagt, ein vorbildlich engagierter, gegenüber der Amtskirche durchaus kritischer Priester, der meine Frau und mich getraut hat, und dem wir beide viel verdanken.

Wesentliche Glaubens- und tiefe Gebetserfahrungen verdanke ich meiner *Mutter*, die in ihrem Glauben die Kraft gefunden hat, ein hartes Leben mit manchem Leid zu meistern, ein Leid, das auch an ihren drei Söhnen nicht spurlos vorübergegangen ist. Die Erinnerung an meinen Vater, dessen Jugend durch den Zweiten Weltkrieg und eine schwere Verwundung – samt deren körperlichen und mehr noch seelischen Folgen – gekennzeichnet war, ist mit den Jahren freundlicher und heller geworden; es rücken die guten Momente, der Dank und das Gebet für sein Seelenheil in den Vordergrund.

Neben der Familie, der Keimzelle des Glaubens, ist mir die Gestalt von Dechant Stephan Schieben (Pfarrer in Ehrang „St. Peter" 1944 - 1972) in lebendiger Erinnerung. Ich entsinne mich noch, wie er im Jahr 1956 auf dem Höhepunkt der Ungarnkrise bei einer der drei sonntäglichen Heiligen Messen die Kanzel bestieg und mit lauter Stimme schrie – und er hatte eine laute Stimme:

„Um zwei Uhr sind alle Kinder in der Kirche, um für den Frieden zu beten; das Gebet der Kinder dringt durch die Wolken."

Es war der Aufschrei eines Mannes und einer Generation, die den Krieg kannte und ihn nie wieder erleben wollte – was für ein Unterschied zur heutigen Zeit, die den Krieg geradezu selbstverständlich wieder als Mittel der Politik begreift.

Im Unterricht in der Katholischen Volksschule war Dechant Schieben gefürchtet, eine Respektperson, wie es die alten Pastoren (bei uns heißt es „Pastor" und nicht „Pfarrer") meist waren. Im Religionsunterricht mussten wir gleich zu Anfang das erste Lehrstück aus dem Katechismus mit der einfachen Antwort auf eine existenzielle Frage auswendig lernen (Tafel 26).

1. Wozu sind wir auf Erden?

Wir sind auf Erden, um Gott zu erkennen, ihn zu lieben, ihm zu dienen und einst ewig bei ihm zu leben.

Tafel 26: Das erste Lehrstück aus dem katholischen Katechismus der Bistümer Deutschland [40].

Ich zitiere diese Frage samt Antwort gelegentlich, auch vor Menschen, die sich nicht Christen nennen würden – dann ernte ich meist eine freundlich-distanzierte Reaktion. Das Einzige, was mich an der Antwort auf diese Frage stört, ist, dass wir Gott erkennen sollen. Das klingt mir zu sehr nach eigener Kraft und eigenem Vermögen, zu wenig nach Gottes Liebe und Erbarmen und danach, dass *Er* sich den Menschen offenbart hat; zumindest denen, die Ihn aufrichtig suchen.

Das katholische Umfeld hatte und hat seine humorvollen und heiteren Seiten, nicht nur im Karneval oder in der Literatur (Tafel 27); der Hintergrund bleibt dabei aber immer ernst, was im Volksmund mit *gut katholisch* beschrieben wird. So erinnere ich mich an die Fürbitte von Pastor Dieter Koster in der Heiligen Messe: „Herr, erleuchte auch die, die uns regieren" – was eine alte Frau in der Bank vor uns Kindern und Jugendlichen nicht mit dem üblichen „Wir bitten Dich, erhöre uns", sondern durchaus vernehmlich mit „Se hun et nedich" („Sie haben es nötig") unterstützte. Und als ich meine spätere Frau kennengelernt hatte, frisch verliebt, traf ich Sr. Adula, eine Trierer Josefsschwester und feste Größe in unserer Familie, in der Innenstadt. Auf die Mitteilung „Sr. Adula, ich habe eine Freundin" kam prompt die Frage: „Ist es auch ein katholisches Mädchen?" – was ich bejahen konnte und sie beruhigt hat.

Der Narr des Grafen von Zimmern

Was rollt so zierlich, klingt so lieb treppauf und -ab im Schloß?
Das ist des Grafen Zeitvertreib und stündlicher Genoß:
Sein Narr, annoch ein halbes Kind und rosiges Gesellchen,
so leicht und luftig wie der Wind, und trägt den Kopf voll Schellchen.

Noch ohne Arg, wie ohne Bart, an Possen reich genug,
ist doch der Fant von guter Art und in der Torheit klug;
und was vergecken und verdrehn die zappeligen Hände,
gerät ihm oft wie aus Versehn zuletzt zum guten Ende.

Der Graf mit seinem Hofgesind weilt in der Burgkapell',
da ist, wie schon das Amt beginnt, kein Ministrant zur Stell'.
Rasch nimmt der Pfaff den Narr'n beim Ohr und zieht ihn zum Altare;
der Knabe sieht sich fleißig vor, daß er nach Bräuchen fahre.

Und gut, als wär er's längst gewohnt, bedient er den Kaplan;
doch wann's die Müh' am besten lohnt, bricht oft der Unstern an;
denn als die heilge Hostia vom Priester wird erhoben,
o Schreck! so ist kein Glöcklein da, den süßen Gott zu loben!

Ein Weilchen bleibt es totenstill, erbleichend lauscht der Graf,
der gleich ein Unheil ahnen will, das ihn vom Himmel traf.
Doch schon hat sich der Narr bedacht, den Handel zu versöhnen;
die Kappe schüttelt er mit Macht, daß alle Glöcklein tönen!

Da strahlt von dem Ciborium ein goldnes Leuchten aus;
es glänzt und duftet um und um im kleinen Gotteshaus,
wie wenn des Himmels Majestät in frischen Veilchen läge:
Der Herr, der durch die Wandlung geht – er lächelt auf dem Wege!

Tafel 27: Der Narr des Grafen von Zimmern [8] von Gottfried Keller (1819 - 1890). Auch das Allerheiligste darf humorvoll betrachtet werden, und ich denke bei der Wandlung oft an dieses Gedicht.

Die vielen engagierten *Lehrer* (in der Katholischen Volksschule, der Realschule bis zur Mittleren Reife, der Berufsschule während der Fleischerlehre und auf dem Weg zum Abitur am Hindenburg-Gymnasium Trier) waren durchgehend durch ihre Kriegserfahrungen geprägt, oft auch an Leib und Seele verwundet – teils noch als „Kriegszitterer" aus dem Ersten Weltkrieg. Manche haben davon berichtet und den Lehrplan dann hintan gestellt. Ich bin für jede dieser Stunden dankbar, wenn Johannes Nink und andere von Krieg, Gefangenschaft und Heimkehr erzählten – es war wert, weitergegeben zu werden, und es ging eben nicht nur um Wissensvermittlung, sondern um Bildung im vollen Sinne des Wortes.

Aus der Zeit meiner Fleischerlehre im elterlichen Betrieb ist mir mein eigentlicher *Lehrmeister* in dankbarer Erinnerung (mein Vater hat den Betrieb wegen seiner Verwundung vor allem kaufmännisch geführt). Wilhelm Berg war ein einfacher Mann im besten Sinne des Wortes, charakterfest, unverdorben, mit klarer Vorstellung von Falsch und Richtig – und mit hoher Achtung vor den Tieren als Geschöpfen (Tafel 28), peinlicher Sauberkeit bei der Schlachtung und Verarbeitung und einer regelrechten Ehrfurcht vor dem Lebensmittel; dies war für die meisten älteren Menschen, die Not und Entbehrung erlitten hatten, ganz typisch – undenkbar, etwas wegzuwerfen oder verkommen zu lassen.

Blutig ist ja dein Handwerk, oh Metzger, drum übe es menschlich,
schaffe nicht Leiden dem Tier, das du zu sterben bestimmt,
sondern töte es schnell und mit sicherer Hand,
wünschest du selber ja auch, käme doch sanft mir der Tod.

Tafel 28: Auch das Fleischerhandwerk hat seine Ehre – aus dem Gedächtnis nach einem Lehrbuch zitiert.

Auf dem durchaus mühevollen Weg zum Abitur haben mich viele hervorragende Lehrer und Lehrerinnen (neben Direktor Karl Zengerle, der mir den erneuten Schulbesuch überhaupt ermöglichte, vor allem Hermann Meschke, Anneliese Sperber, Dr. Maria Arend und Josef Beßlich) unterstützt – es wäre sonst nicht gelungen. Darüber hinaus haben Frau Dr. Arend und Frau Sperber mir die Liebe zur Literatur ins Herz gelegt. Ich bedauere es sehr, dass viele junge Menschen heute kaum noch klassische Literatur lesen oder über eine Ballade nachdenken – es kann doch so spannend und lohnend sein (Tafel 29).

Die Vergeltung

I

Der Kapitän steht an der Spiere,
das Fernrohr in gebräunter Hand,
dem schwarzgelockten Passagiere
hat er den Rücken zugewandt.
Nach einem Wolkenstreif in Sinnen
die beiden wie zwei Pfeiler sehn,
der Fremde spricht: „Was braut da drinnen?"
„Der Teufel", brummt der Kapitän.

Da hebt von morschen Balkens Trümmer
ein Kranker seine feuchte Stirn,
des Äthers Blau, der See Geflimmer,
ach, alles quält sein fiebernd Hirn!
Er läßt die Blicke, schwer und düster,
entlängs dem harten Pfühle gehn,
die eingegrabnen Worte liest er:
„Batavia. Fünfhundertzehn."

Die Wolke steigt, zur Mittagsstunde
das Schiff ächzt auf der Wellen Höhn,
Gezisch, Geheul aus wüstem Grunde,
die Bohlen weichen mit Gestöhn.
„Jesus, Marie! wir sind verloren!"
vom Mast geschleudert der Matros',
ein dumpfer Krach in aller Ohren,
und langsam löst der Bau sich los.

Noch liegt der Kranke am Verdecke,
um seinen Balken fest geklemmt,
da kommt die Flut, und eine Strecke
wird er ins wüste Meer geschwemmt.
Was nicht geläng' der Kräfte Sporne,
das leistet ihm der starre Krampf,
und wie ein Narwal mit dem Horne
schießt fort er durch der Wellen Dampf.

Wie lange so? – er weiß es nimmer,
dann trifft ein Strahl des Auges Ball,

und langsam schwimmt er mit der Trümmer
auf ödem glitzerndem Kristall.
Das Schiff – die Mannschaft – sie versanken.
Doch nein, dort auf der Wasserbahn,
dort sieht den Passagier er schwanken
in einer Kiste morschem Kahn.

Armsel'ge Lade! sie wird sinken,
er strengt die heisre Stimme an:
„Nur grade! Freund, du drückst zur Linken!"
Und immer näher schwankt's heran,
und immer näher treibt die Trümmer,
wie ein verwehtes Möwennest;
„Courage!" ruft der kranke Schwimmer,
„mich dünkt ich sehe Land im West!"

Nun rühren sich der Fähren Ende,
er sieht des fremden Auges Blitz,
da plötzlich fühlt er starke Hände,
fühlt wütend sich gezerrt vom Sitz.
„Barmherzigkeit! ich kann nicht kämpfen."
Er klammert dort, er klemmt sich hier;
ein heisrer Schrei, den Wellen dämpfen,
am Balken schwimmt der Passagier.

Dann hat er kräftig sich geschwungen,
und schaukelt durch das öde Blau,
er sieht das Land wie Dämmerungen
enttauchen und zergehn in Grau.
Noch lange ist er so geschwommen,
umflattert von der Möve Schrei,
dann hat ein Schiff ihn aufgenommen,
Viktoria! Nun ist er frei!

II

Drei kurze Monde sind verronnen,
und die Fregatte liegt am Strand,
wo mittags sich die Robben sonnen
und Bursche klettern übern Rand,
den Mädchen ist's ein Abenteuer
es zu erschaun vom fernen Riff,

denn noch zerstört ist nicht geheuer
das greuliche Korsarenschiff.

Und vor der Stadt da ist ein Waten,
ein Wühlen durch das Kiesgeschrill,
da die verrufenen Piraten
ein jeder sterben sehen will.
Aus Strandgebälken, morsch, zertrümmert,
hat man den Galgen, dicht am Meer,
in wüster Eile aufgezimmert.
Dort dräut er von der Düne her!

Welch ein Getümmel an den Schranken!
„Da kommt der Frei – der Hessel jetzt -
da bringen sie den schwarzen Franken,
der hat geleugnet bis zuletzt!"
„Schiffbrüchig sei er hergeschwommen",
höhnt eine Alte: »ei, wie kühn!
Doch keiner sprach zu seinem Frommen,
die ganze Bande gegen ihn."

Der Passagier, am Galgen stehend,
hohläugig, mit zerbrochnem Mut,
zu jedem Räuber flüstert flehend:
„Was tat dir mein unschuldig Blut?
Barmherzigkeit! – so muß ich sterben
durch des Gesindels Lügenwort,
o, mög' die Seele euch verderben!"
Da zieht ihn schon der Scherge fort.

Er sieht die Menge wogend spalten -
er hört das Summen im Gewühl -
nun weiß er, daß des Himmels Walten
nur seiner Pfaffen Gaukelspiel!
Und als er in des Hohnes Stolze
will starren nach den Ätherhöhn,
da liest er an des Galgens Holze:
„Batavia. Fünfhundertzehn."

Tafel 29: Die Ballade „Die Vergeltung" [8] von Annette von Droste-Hülshoff (1797 - 1848) – da lohnt sich genaues Lesen und Nachdenken.

Nach dem Abitur bewarb ich mich als Sanitätsoffizieranwärter bei der *Marine*. Die Marine war mir durch die vielen Erzählungen meines Vaters (er gehörte zu den immer wieder Erzählenden seiner Generation und nicht zu den stumm Bleibenden) und den Kontakt mit seinem ehemaligen Kommandeur, Kapitän zur See Karl-Conrad Mecke, schon in meiner Jugend zu einer festen Größe geworden. Kapitän Mecke – wegen seines Einsatzes bei der Abwehr des britischen Angriffs auf den Hafen von St. Nazaire im März 1942 (Operation Chariot) mit dem Ritterkreuz des Eisernen Kreuzes ausgezeichnet – war mit meinem Vater, einem Obergefreiten, in echter Kameradschaft verbunden. Als Leutnant zur See hatte Kapitän Mecke am 31. Mai und 1. Juni 1916 auf S. M. Kleinem Kreuzer „Pillau" an der Skagerrakschlacht teilgenommen. Auf meine Frage nach dem Lagebild in dieser größten Seeschlacht moderner Flotten – mit zahlreichen Schlachtschiffen und Schlachtkreuzern und Dutzenden anderer Einheiten – hat er mit „Keines" geantwortet; auf die Frage nach dem taktischen Verhalten gab er die lakonische Antwort: „Das war einfach – was größer war, Abstand halten, was kleiner war, beschießen."

Da die Offizierbewerberprüfzentrale der Bundeswehr mich zwar als ungeeignet für die Laufbahn der Sanitätsoffiziere befand, mir jedoch die Einstellung als Berufsoffizieranwärter des Heeres anbot (notfalls auch der Marine, dies aber nur mit Einschränkungen, da Brillenträger – welche Differenzierungen), stand ich vor einem Dilemma. Ich muss es so sagen, hier kam Gottes Finger in der Gestalt von Oberstleutnant Hilger ins Spiel, der sagte: „Unterschreiben Sie ruhig – wenn Sie einen zivilen Studienplatz erhalten, sorge ich dafür, dass Sie Sanitätsoffizieranwärter werden." Ich habe in meiner Unbedarftheit unterschrieben, kam mit der Marinecrew VII/72 in die Grundausbildung, erhielt den ersehnten Studienplatz, und Oberstleutnant Hilger – es waren Monate vergangen – hielt ganz einfach Wort. Ich bin ihm dafür sehr dankbar, und der Kontakt mit der Crew ist bis heute nicht abgerissen.

Während des *Studiums* an der Universität zu Köln gab es kaum religiöse Aspekte – die meisten Hochschullehrer blieben in dieser Beziehung indifferent. Etwas anders war es dagegen in der Parallelwelt der Semesterferien, in denen ich als Sanitätsoffizieranwärter häufig zu Lehrgängen kommandiert war, oder ich mich aus eigenem Antrieb um Bordkommandos bemüht habe. Die meisten der damaligen Vorgesetzten waren „kriegsgedient", menschliche Originale mit Kanten und Ecken bis hin zur Schrulligkeit, aber vielen war eine zutiefst humane Grundhaltung und stille Religiosität anzumerken. Unvergessen der Funkspruch eines Geschwaderkommandeurs (CTG; Commander Task Group – etwas respektlos, aber mit wahrem Kern auch als „Christlicher Tattergreis" ausbuchstabiert) an seine Einheiten während einer Mittelmeerreise; es war an einem Sonntag mit blauem Himmel und spiegelglatter See: „An diesem schönen Tag gedenken wir auch der armen Leute an Land" (nach einem englischen Shanty).

Während meiner *Kommandos* als Schiffsarzt des Zerstörers „Lütjens" und Leitender Sanitätsoffizier der Zerstörerflottille habe ich eine Vorgabe aus der Marinedienstvorschrift (MDv) 160/1 „Bestimmungen für den Dienst an Bord" (DaB) genutzt, wonach der Kommandant oder ein anderer geeigneter Offizier an Sonntagen und bei Abwesenheit eines Bordpfarrers eine Andacht halten können. Ich habe das dann regelmäßig und mit wechselndem Zuspruch getan und hoffe, dass die bescheidene Saat nicht nur unter die Dornen gefallen ist. Das Umfeld war allerdings kaum katholisch zu nennen und – wenn überhaupt christlich – dann evangelisch geprägt, wobei sich die Militärpfarrer mit wenigen Ausnahmen sehr um die Ökumene bemüht haben. So stammt vom evangelischen Pfarrer Christian Bojack der Tipp, ein bekanntes Lied mehrfach, etwa zu je zwei Strophen, einzubauen, damit der Gesang besser wird. Einmal wurde ich auf einer Auslandsreise im Jahr 1980 – es ging immerhin bis Indien, Sri Lanka und Kenia – gegen Mitternacht von einem Pantrygasten (so heißt die Ordonanz bei der Marine) auf meiner Kammer geweckt und in die Offiziersmesse gebeten. Dort empfing mich neben anderen der Schiffstechnische Offizier (STO) Harm Plate, einer meiner zwei Duzfreunde unter den 19 Offizieren, mit den Worten: „Was singen wir für Lieder am nächsten Sonntag?" (es war der Pfingstsonntag). Auf meine Antwort, es sei wie immer, hieß es: „Ich komme nur, wenn wir ‚Ein feste Burg ist unser Gott' singen." Nachdem wir gemeinsam den Text angesehen hatten, gab ich zur Antwort: „Kein Problem, aber danach singen wir ‚Wunderschön prächtige' und ‚Fest soll mein Taufbund immer stehn, ich will die Kirche hören' zum Ausgleich." Replik des Pastorensohnes: „Ich singe doch keine papistischen Lieder" – und meine Vorhaltung, dass es bei ihm mit der Ökumene nicht weit her sei. Wir haben uns dann redlich durch „Ein feste Burg" (ohne die katholischen „Weiterverpflichtungslieder") gemüht, wenn auch ziemlich kläglich; das Lied war trotz des guten Besuchs der Andacht (gut 40 Teilnehmer) zu wenig bekannt. Bei einer weiteren Indienreise im Jahr 1984 auf Fregatte „Niedersachsen" gab es dann eine richtige kleine Musikkapelle mit Trompete, Posaune und Tuba unter der Leitung meines Crewkameraden Dietmar Schilf – da ging beim Gesang dann „die Post ab".

Die Grundlage für die Bordandachten war das Gesang- und Gebetbuch für die katholischen Soldaten in der Deutschen Bundeswehr [41]. Nach dem Kreuzzeichen und der Begrüßung wurde als Eingangslied die erste Strophe von „Ich bete an die Macht der Liebe" – Text von Gerhard Tersteegen (1697 - 1769), Melodie von Dmitri Bortnjanski (1751 - 1825) – gesungen; dafür war ein gesonderter, von den Funkern gelieferter Zettel erforderlich (Tafel 30). Das Lied war bewusst gewählt, weil es als Gebet im Großen Zapfenstreich der Bundeswehr schon damals auf der Abschussliste „fortschrittlicher" Kreise stand (aber noch heute zu diesem militärischen Zeremoniell gehört). Nach einem Gebet oder Psalm aus dem Gesangbuch folgte das Lied „Liebster Jesu, wir sind hier, dich und dein Wort anzuhören." Hier liegt mir besonders die tiefe Aussage der zweiten Strophe am Herzen [41]:

„Unser Wissen und Verstand, ist mit Finsternis umhüllet,
wo nicht deines Geistes Hand uns mit hellem Licht erfüllet.
Gutes denken, tun und dichten, musst du selbst in uns verrichten."

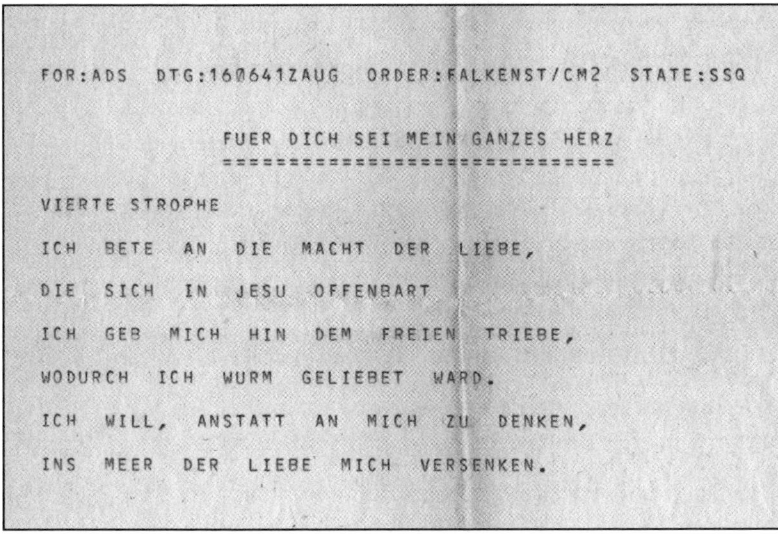

FOR:ADS DTG:160641ZAUG ORDER:FALKENST/CM2 STATE:SSQ

FUER DICH SEI MEIN GANZES HERZ
================================

VIERTE STROPHE

ICH BETE AN DIE MACHT DER LIEBE,
DIE SICH IN JESU OFFENBART
ICH GEB MICH HIN DEM FREIEN TRIEBE,
WODURCH ICH WURM GELIEBET WARD.
ICH WILL, ANSTATT AN MICH ZU DENKEN,
INS MEER DER LIEBE MICH VERSENKEN.

Tafel 30: Das übliche Eingangslied bei der Bordandacht – mit Bedacht gewählt und auf dem Fernschreiber erstellt.

Als Evangelium habe ich meist zwischen zwei Kapiteln gewählt und sie mit wenigen Worten aus meiner Sicht erklärt. Da war zuerst das Gleichnis vom anvertrauten Geld, den Talenten, in Mt 25,14-30 [1]. Mir scheint es klar, dass jeder mit den ihm anvertrauten Talenten (im übertragenen Sinne) arbeiten, ja wuchern muss, und es eben nicht erlaubt ist, sein Talent zu vergraben, sich der Ruhe hinzugeben und den „lieben Gott einen guten Mann sein zu lassen“. Die zweite gern zitierte Schriftstelle war das Beispiel vom reichen Mann (früher schöner „der reiche Prasser“ genannt) und vom armen Lazarus in Lk 6,19-31 [1]: *„Wenn sie auf Mose und die Propheten nicht hören, werden sie sich auch nicht überzeugen lassen, wenn einer von den Toten aufersteht.“* Wie wahr und für jeden eine Mahnung: Auch nachdem Christus auferstanden ist, glauben viele trotzdem nicht – aber mehr ist uns nicht gegeben, es kommt nicht zu jedem in der Nacht ein Engel, rüttelt an der Schulter und sagt: „Aufwachen, das ist ernst gemeint.“ Nach ein oder zwei Strophen aus „Lobe den Herren“ folgten dann die Fürbitten für Schiff, Besatzung, Familien und Angehörige und das Vaterunser. Den Abschluss bildeten dann die ersten drei Strophen des Liedes „Mir nach, spricht Christus, unser Held“, auch einmal das Abendlied „Der

Mond ist aufgegangen" von Matthias Claudius (1740 - 1815), und die Bitte um Segen.

Noch eine kleine Erinnerung verbinde ich mit Harm Plate. Er hat mich einmal im Scherz gefragt, was wir denn singen, falls jemand in See stirbt, und die Antwort war: „Wir sind nur Gast auf Erden" (Tafel 31). Der Scherz ist uns vergangen, als ein junger Matrose, 20 Jahre alt, in der Nordsee morgens tot in seiner Koje gefunden wurde – alle Bemühungen, die Todesursache zu klären, sind vergeblich geblieben.

Wir sind nur Gast auf Erden

Wir sind nur Gast auf Erden und wandern ohne Ruh
mit mancherlei Beschwerden der ewigen Heimat zu.

Die Wege sind verlassen, und oft sind wir allein.
In diesen grauen Gassen will niemand bei uns sein.

Nur einer gibt Geleite, das ist der Herre Christ;
er wandert treu zur Seite, wenn alles uns vergißt.

Gar manche Wege führen aus dieser Welt hinaus.
O daß wir nicht verlieren den Weg zum Vaterhaus.

Und sind wir einmal müde, dann stell ein Licht uns aus,
o Gott in deiner Güte; dann finden wir nach Haus.

Tafel 31: Wir sind nur Gast auf Erden [41]. Text von Georg Thurmair (1909 - 1984).

Es soll nicht der Eindruck entstehen, dass der Dienst eines Schiffsarztes sich auf das Messeleben und ggf. den Gottesdienst konzentriert – das körperliche und geistige Wohl der Besatzung ist seine Aufgabe, und das kann in mehrfacher Hinsicht herausfordernd sein. Es war im Jahr 1980 bei einem Manöver in der Ostsee, damals ein „rotes Binnenmeer", als ein Soldat an einer akuten Blinddarmentzündung erkrankte. Ich holte mir Unterstützung durch einen weiteren Arzt aus dem Zerstörerverband, und der Kollege bestätigte die Diagnose. Bis zur Abgabe an einen deutschen Marinehubschrauber hätten wir mehrere Stunden mit hoher Fahrt nach Westen laufen müssen, und so entschloss ich mich nach reiflicher Überlegung zur Operation – zumal unser eingespieltes Team im Schiffslazarett durch den zweiten Arzt verstärkt war (fachlich gesehen würde ich heute wohl anders entscheiden). Ich hatte gerade mit der Einleitung der Narkose begonnen, als der frisch zum Dienstgrad beförderte Kommandant, Kapitän zur See Klaus Dingeldein, den Kopf durch das Schott (die Tür) steckte und sagte: „Doktor, es soll uns niemand was nachsagen. Ich habe den Hubschrauber bestellt und wir laufen auf den Treffpunkt zu. Wenn Sie fertig sind, drehen wir um und ich bestelle die Sea King wieder ab – das nehme ich auf meine vier Streifen" (wobei er auf die neuen Rangabzeichen klopfte). Das habe ich ihm hoch angerechnet.

Bei anderer Gelegenheit waren dann mehr als nur die medizinischen Fähigkeiten des Sanitätsoffiziers gefordert. Auf einer Indik-Reise im Jahr 1980 gab es täglich eine Abendlage in der Brückennock, und der neu an Bord versetzte Kommandant ließ die Hauptabschnittsleiter berichten. Nach dem Schiffswaffen-, Schiffstechnischen und Schiffsoperationsoffizier kam der Schiffsversorgungsoffizier (SVO) dran: „SVO, wieviel Grillschweinchen haben wir noch in der Kühllast?" Die Antwort: „Dreiundfünfzig, Herr Kap'tän." „Gut, dann gebe ich zwei zum Grillen frei." Und weiter ging es, ungebremst: „Und, Doktor, was machen die Kranken?" Wir hatten auch einen Schwerkranken an Bord, und mich packte der Zorn: „Herr Kap'tän, wenn hier die Kranken nochmal nach den Grillschweinchen drankommen, erscheine ich nicht mehr auf der Brücke. Ich fühle mich in meiner Menschenwürde verletzt." Er antwortete: „Doktor, ich stelle fest, dass ihre Menschenwürde nicht verletzt ist." Meine Replik kam prompt, ohne nachzudenken: „Herr Kap'tän, die Zeiten, in denen in Deutschland die Vorgesetzten für ihre Untergebenen feststellen, wann die Menschenwürde verletzt ist, die sind vorbei." Das hat gezogen, die Kranken kamen zu ihrem Recht, und der Kommandant und ich sind gute Kameraden geworden. Ich berichte das, weil ich durchaus eine Parallele zum allgemeinen ärztlichen Wirken erkenne. Es werden zunehmend fachfremde Gesichtspunkte – derzeit meist ökonomischer Natur [42] – in den Vordergrund gerückt, und es ist Aufgabe des Arztes, der eigentlichen Medizin und damit den Patienten zu ihrem Recht zu verhelfen.

In der weiteren ärztlichen Tätigkeit in der *Klinik* kam es, wie in den einzelnen Kapiteln näher dargestellt, auf das Umfeld an (einige Krankenhausseelsorger wurden bereits genannt). In der Universitätsklinik Gießen hielt ich guten Kontakt zu Pfarrer Peter Robert [33] und seinem evangelischen Amtsbruder Prof. Werner Stroh. Das Marienkrankenhaus Trier-Ehrang war dann durch und durch katholisch geprägt; Krankenkommunion, Krankensalbung und Sterbegebete gehörten zum Alltag.

An der MHH war es dann besser als zunächst befürchtet. Der im Bauplan ursprünglich so bezeichnete „Andachts-Raum" dieser modernen Einrichtung hat sich seit der Einweihung zum Advent 1972 im Laufe der Jahre zur Kapelle gewandelt und ist dank Ewigem Licht, klar erkennbarem Tabernakel und einer Marienstatue mit Kerzenständer zusehends wärmer und katholischer geworden – ich habe den jetzigen katholischen Klinikpfarrer Wolfgang Langer schon gefragt, wie es denn mit dem Weihwasser am Eingang steht. Einer seiner Vorgänger, Pfarrer Albrecht Przyrembel, der bei der Panzerartillerie gedient hatte, ist mir unvergessen. Seine Gottesdienste waren von tiefer Gläubigkeit und praktischer Seelsorge geprägt; so hat er einmal für einen Jungen auf Station gebetet, „damit er sterben kann", und den Blasiussegen allen empfohlen, „die an etwas zu schlucken haben." Die dritte Strophe aus „Lobe den Herren" – *„Lobe den Herren, der künstlich und fein dich bereitet, der dir Gesundheit verliehen..."* – hat er nie singen lassen, er fand sie in der MHH unpassend. Weiter steht mir in sein Wort in Erinnerung: „Wer früher stirbt, lebt länger ewig" – auch wenn ich es einmal in seinem Beisein während der Ethikstunde im Notarztkurs unpassend zitiert habe; eine Teilnehmerin hatte gerade einen Angehörigen verloren, er hat es gewusst und mir nach der Stunde gesagt.

Während der Tätigkeit im Oststadt-Krankenhaus – eine ursprünglich städtische und sehr gewerkschaftsorientierte Klinik, in der die klinischen Abteilungen der MHH vor der Fertigstellung des MHH-Neubaus untergebracht waren und von denen einige noch jahrelang dort verblieben sind – fand ich mit dem katholischen Pfarrer Gunter Buffo und seinem evangelischen Amtsbruder Volker Reemts gestandene Diener Gottes, die schon lange vor meiner Zeit als feste Partner der Intensivmedizin wirkten. Von Pfarrer Buffo habe ich gelernt, wie wichtig regelmäßige Stationsbesprechungen der Ärzte und des Pflegedienstes sind – diese Besprechungen haben schon nach kurzer Zeit den Weg von gegenseitigen Vorwürfen hin zu einer fest verbundenen Gemeinschaft geebnet.

Ich möchte noch einige allgemeine Gedanken ergänzen. So ist mir mancher *Gottesdienst* in besonders guter und lebhafter Erinnerung. Dazu zählt eine Heilige Messe während meiner Zeit an der Universitätsklinik Gießen, als meine Frau, unsere drei Töchter und ich sonntags bei einem kleinen Ausflug eine „fremde" Kirche besuchten. Ein sehr alter Priester sagte beim Hochgebet den denkwürdigen Satz:

„Herr, wenn wir einmal bei Dir sind, wo alle Fragen beantwortet oder überflüssig geworden sind."

Ich habe es nicht vergessen und bin sicher, dass es genau so sein wird; es wird alles gut sein und es wird vollkommener Friede sein – wenn ich auch als Arzt etwas anfügen muss. Mir ist etwas bang vor den Patienten, denen ich dann begegne, und an denen ich, wenn auch unbewusst, schuldig geworden bin. Ein unbewusst unterlaufener Fehler ist wohl keine Sünde, aber er kann doch großes Unheil nach sich ziehen. Ich setze darauf, dass das ausgeglichen und verziehen wird – und dass das Bemühen zählt.

Zur Heiligen Messe gehört untrennbar die *Kirchenmusik* mit ihren vielen Facetten – vom tiefen Trost in ernster Stunde bis zum feinen Humor. In der ersten Zeit an der MHH – als gewesener Chefarzt, auf den dort niemand gewartet hat – habe ich traurig gesungen [9]:

„Hilf, Herr meines Lebens, daß ich nicht vergebens, daß ich nicht vergebens hier auf Erden bin.
Hilf, Herr meiner Tage, daß ich nicht zur Plage, daß ich nicht zur Plage meinem Nächsten bin."

Innere Kraft geben und Demut lehren kann das Lied [9]:

„Was Gott tut, das ist wohlgetan, es bleibt gerecht sein Wille;
wie er fängt seine Sachen an, will ich ihm halten stille.
Er ist mein Gott, der in der Not mich wohl weiß zu erhalten;
drum laß ich ihn nur walten."

Bei einem Kongress für Verbrennungschirurgie in Mayrhofen im Zillertal – wo ich 25 Jahre an Fortbildungen mitgewirkt habe, 18 Jahre im Rettungsdienst tätig war und treue Freunde und Kameraden gefunden habe – fand im Januar 2013 eine Andacht unter dem Thema „Zeit zur Besinnung" statt, bei der auch der vielen Toten gedacht wurde, die doch jeder der Kongressteilnehmer im Herzen mit sich trug. Ich hatte den groben Ablauf vorab mit Pfarrer Alois Moser besprochen, aber er hat uns alle überrascht: Eine Zither zur musikalischen Begleitung, und dann ein sprachlich ausgebildeter Lektor, der das bekannte Lied „Wer nur den lieben Gott lässt walten" in solcher Klarheit und mit solcher Betonung vortrug, dass uns allen der tiefe Inhalt dieses einfachen Textes schlagartig klar geworden ist (Tafel 32).

Wer nur den lieben Gott lässt walten

Wer nur den lieben Gott lässt walten und hoffet auf ihn allezeit,
den wird er wunderbar erhalten in aller Not und Traurigkeit.
Wer Gott, dem Allerhöchsten traut, der hat auf keinen Sand gebaut.

Was helfen uns die schweren Sorgen, was hilft uns unser Weh und Ach?
Was hilft es, daß wir alle Morgen beseufzen unser Ungemach?
Wir machen unser Kreuz und Leid nur größer durch die Traurigkeit.

Sing, bet und geh auf Gottes Wegen, verricht das Deine nur getreu
und trau des Himmels reichem Segen, so wird er bei dir werden neu.
Denn welcher seine Zuversicht auf Gott setzt, den verlässt er nicht.

Tafel 32: Einfache Worte mit tiefem Inhalt, eine Quelle der Zuversicht [9].

Neben Ernst und Trost steckt in der Kirchenmusik manchmal auch feiner Humor, so bei einem Hochamt am Fastnachtsonntag 2012 in meiner Heimatpfarrei „St. Peter" in Trier-Ehrang: Die Messdiener im Karnevalskostüm, die Lesung (Auszug aus Ägypten) in Reimform, die Predigt von Pfarrer P. Siegmund Pawlicki SJ vollendet gereimt, der neue Organist und Chorleiter Axel Simon (Nachfolger des überaus verdienten Reinhold Neisius) an der Orgel. Da klang es beim Gang zur Kommunion leise und getragen von der Empore: „Ich tanze mit Dir in den Himmel hinein, in den siebenten Himmel der Liebe" (Reinhold Neisius hatte die Noten besorgt) – an diesem Tag ganz passend und ganz wahr, auch ohne die unübertroffene theologische Tiefe des „Gottheit tief verborgen" von Thomas von Aquin (Tafel 33). Ein weiteres Beispiel individuell passender Kirchenmusik in meiner Heimatgemeinde habe ich leider nicht persönlich erlebt: Bei der Beerdigung eines alten Schreiners erklang zum

Abschied von der Empore das „Hobellied“ von Ferdinand Raimund – vorgetragen von einem sehr achtbaren Sänger aus der Pfarrei.

Persönlich denke ich beim Vorbereitungsgebet auf die Heilige Kommunion – *„Herr, ich bin nicht würdig, dass Du eingehst unter mein Dach“* – an den Hauptmann von Kafarnaum, auf den dieses Gebet nach Mt 8,5-13 [1] ja zurückgeht, aber immer auch an den Hauptmann von Köpenick – ich möchte dem einen nacheifern, ohne den anderen zu vergessen.

Gottheit tief verborgen

Gottheit tief verborgen, betend nah ich dir.
Unter diesen Zeichen bist du wahrhaft hier.
Sieh, mit ganzem Herzen schenk ich dir mich hin,
weil vor solchem Wunder ich nur Armut bin.

Augen, Mund und Hände täuschen sich in dir,
doch des Wortes Botschaft offenbart dich mir.
Was Gott Sohn gesprochen, nehm ich glaubend an;
er ist selbst die Wahrheit, die nicht trügen kann.

Einst am Kreuz verhüllte sich der Gottheit Glanz,
hier ist auch verborgen deine Menschheit ganz.
Beide sieht mein Glaube in dem Brote hier;
wie der Schächer ruf ich, Herr, um Gnad zu dir.

Kann ich nicht wie Thomas schaun die Wunden rot,
bet ich dennoch gläubig: „Du mein Herr und Gott!“
Tief und tiefer werde dieser Glaube mein,
fester laß die Hoffnung, treu die Liebe sein.

Denkmal, das uns mahnet an des Herren Tod!
Du gibst uns das Leben, o lebendig Brot.
Werde gnädig Nahrung meinem Geiste du,
daß er deine Wonnen koste immerzu.

Gleich dem Pelikane starbst du, Jesu mein;
wasch in deinem Blute mich von Sünden rein.
Schon ein kleiner Tropfen sühnet alle Schuld,
bringt der ganzen Erde Gottes Heil und Huld.

Jesus, den verborgen jetzt mein Auge sieht,
stille mein Verlangen, das mich heiß durchglüht:
laß die Schleier fallen einst in deinem Licht,
daß ich selig schaue, Herr, dein Angesicht.

Tafel 33: Gottheit tief verborgen [9] – nach dem „Adoro te devote“, dem unübertrefflichen Sakramentslied des Thomas von Aquin (1225 - 1274).

Eine weitere Episode zum Schmunzeln: Beim Friedensgottesdienst zum Weltfriedenstag 2013 mit Bischof Norbert Trelle in der Basilika „St. Godehard“ in Hildesheim spielte (neben der Orgel) das Polizeiorchester Niedersachsen. Es war ein schöner Gottesdienst, trotz eines „Entstehungsbrandes“ im Weihrauchfass, das von einem Oberstabsfeldwebel des Heeres geschwenkt wurde. Am Schluss des Gottesdienstes dankte der Katholische Leitende Militärdekan Monsignore Rainer Schadt aus Kiel den Musikern: „Das ist beurteilungsrelevant in der Ewigkeit“ – da hat er sicher Recht, auch wenn das vielleicht nur die „Gedienten“ verstehen. Ein schöner Gedanke, ganz passend zu dem weiter unten stehenden Gedicht „Alte Landsknechte“ (Tafel 39).

Das Fest „Allerheiligen“ hat einen besonderen Platz in meiner Glaubenswelt. Es sind nicht nur die typischen Trierer Lieder (Tafel 34), sondern vor allem das Treffen der Familie am Grab und die Gräbersegnung, die von einem Blasorchester u. a. mit dem Stück „Näher mein Gott zu Dir“ untermalt wird (wie es ja auch die Bordkapelle der „Titanic“ zuletzt gespielt haben soll).

Ihr Freunde Gottes allzugleich

Ihr Freunde Gottes allzugleich,
verherrlicht hoch im Himmelreich,
erfleht am Throne allezeit
uns Gnade und Barmherzigkeit.
Helft uns in diesem Erdental,
daß wir durch Gottes Gnad und Wahl
zum Himmel kommen allzumal.

Vor allem du o Königin,
Maria, milde Herrscherin,
ihr Engelchöre voller Macht
die ihr habt treulich unser acht.
Helft uns in diesem Erdental
dass wir durch Gottes Gnad und Wahl
zum Himmel kommen allzumal.

Droben in des Himmels Höhen

Droben in des Himmels Höhen,
in der Selgen Lichterglanz,
wo die Engel betend stehen,
schmücket euch der Palmenkranz.
Auserwählte, eure Leiden
krönen jetzt des Himmels Freuden,
und an eures Gottes Thron
erntet ihr der Tugend Lohn.

Tafel 34: Lieder zu „Allerheiligen" aus dem Gotteslob der Diözese Trier [9].

Bitten an die *Gottesmutter*, das „Salve Regina", das „Gegrüßet seist du Maria" und der Gang nach Klausen, einem heimatlichen Marien-Wallfahrtsort, sind feste Bestandteile meiner Glaubenswelt; ebenso bitte ich meinen Namenspatron und bestimmte Heilige um ihre Fürsprache und meinen Schutzengel um seinen Beistand (Tafel 35) – er ist in so manchen Lagen erprobt. Ich habe immer Schwierigkeiten, das einem evangelischen Christen begreiflich zu machen, aber es ist nun einmal so, dass diese Fürsprecher mir seit der Kindheit vertraut sind, und ich bin kein Theologe und muss das nicht erklären können.

Du mein Schutzgeist, Gottes Engel

Du mein Schutzgeist, Gottes Engel
Weiche nicht, weiche nicht von mir,
leite mich durchs Tal der Mängel
bis hinauf, hinauf zu dir!

Lass mich stets auf dieser Erde
deiner Führung würdig sein,
daß ich stündlich besser werde,
nie darf mich ein Tag gereun!

Tafel 35: Vom Schutzengellied [35] lädt vor allem die zweite Strophe zum Nachdenken ein.

Eine wichtige Erinnerung ist mir eine *Wallfahrt nach Lourdes* im Jahr 1992. Zusammen mit meiner Frau und der Leitenden Schwester der Intensivstation, Roswitha Wagner, ging es mit dem Pilgerzug der Diözese Trier und etwa 1.000 Pilgern in die Pyrenäen. Wegen einer tiefen inneren Abneigung gegen emotional „gleichgeschaltete" Massenveranstaltungen und das, was „jetzt alle" machen, konnte ich der abendlichen Lichterprozession und der ganzen, auf mich zu pathetisch wirkenden Liturgie nicht viel abgewinnen. Erschüttert hat mich aber der tiefe, manchmal verzweifelte Glaube der Pilger an der Grotte, die oft ihre kranken Kinder brachten, ihre anrührende Verehrung der Gottesmutter – und darüber hinaus ein Bild, das sich mir eingegraben hat:

- Ein junger Mann mit Down-Syndrom schob einen alten Menschen in einem der typischen Krankenfahrstühle durch eine abseits gelegene Straße. Mir ging durch den Sinn, dass es die Rechtslage in Deutschland und so vielen anderen Ländern erlaubt hätte, ihn abzutreiben und sein Leben noch im Mutterleib zu beenden. Hier bot er mit dem Kranken zusammen ein Bild des Friedens und einen Abglanz vom Reich Gottes.
- Ähnliches habe ich einmal beim Besuch einer Vorabendmesse in „St. Bruder Konrad" in Hannover gesehen: Eine Frau mittleren Alters und ihr behindertes Kleinkind küssten sich beim Friedensgruß – auch dies ein Bild des Friedens und ein Abglanz vom Reich Gottes, in dem alle Tränen getrocknet sind.

In Lourdes kam noch ein Erlebnis hinzu:

- Ein 79 Jahre alter Priester aus unserer Pilgergruppe erlitt in der Sakristei an der Grotte einen Herzinfarkt; die Diagnose war schon klinisch nicht zu verfehlen. Per Rettungsdienst ging es ins Hospital, auf mein entschiedenes Drängen hin wurde er trotz seines hohen Alters mit einem Fibrinolytikum behandelt (um den Gefäßverschluss aufzulösen) und erholte sich rasch. Nach wenigen Tagen sollte es zurück nach Deutschland gehen, und der Patient wollte dringend mit uns im Pilgerzug zurück. Schwester Roswitha und ich überlegten nicht lange und ließen das dafür erforderliche Material (Defibrillator, Spritzenpumpe, Medikamente usw.), das im Zug nicht vorhanden war, aus dem heimischen Krankenhaus nachkommen – der Transport erfolgte innerhalb von 24 Stunden durch den Rettungsassistenten Rudi Boden von der heimatlichen Rettungswache in Trier-Ehrang per Pilgerzug der Diözese Aachen. So war alles gut vorbereitet, und unser Patient sollte zum Zug gebracht werden. Wir standen alle am Bett im Krankenhaus, die Trage neben dem Bett, und wollten gerade mit dem Umlagern beginnen, als der geistliche Wallfahrtsleiter, Generalvikar Gerhard Jakob, nur trocken sagte: „Da haben wir wohl etwas vergessen." Gemeinsam haben wir dann gebetet, und danach ging es los und es nahm ein gutes Ende – mich hat es durchaus beschämt; ich bete zwar oft leise am Krankenbett, manchmal betet vielleicht jemand leise mit, aber den Mut zum lauten Gebet bringe ich in der Diaspora nur selten auf.

Mit den Wallfahrten und den Wundern ist es so eine Sache. Die Vernunft sträubt sich, aber Vernunft ist nicht alles. Die kostbarste Reliquie im Dom zu Trier ist der *Heilige Rock*, die Tunica Christi – nach der Überlieferung um das Jahr 330 von der hl. Helena, der Mutter des römischen Kaisers Konstantin des Großen, von einer Wallfahrt aus dem Heiligen Land mitgebracht. Seit dem Jahr 1512 finden in unregelmäßigen Abständen Wallfahrten statt; im Jahr 1959 war ich als Schulkind und in den Jahren 1996 und 2012 als ärztlicher Helfer dabei. Die Atmosphäre im Dom war berührend, kirchenferne Ärzte haben Dienste übernommen, abgebrühte Rettungsdienstler mit glänzenden Augen ihre Schichten gemacht (beides ehrenamtlich), Ortsbürgermeister gingen an der Spitze ihrer Gemeinde an der Reliquie vorbei, und Polizisten ließen ihr Motorrad stehen und machten es genauso. Da wurde die Frage, ob „echt" oder nicht, ziemlich bedeutungslos, und es ging mir durch den Sinn, wie viel Glaube, Hoffnung und Liebe über die Jahrhunderte hinweg in die Reliquie hineingelegt worden sind – allein das macht sie mir schon wertvoll. Bei einem Vortrag auf einem Anästhesiekongress in Peking im November 1996 habe ich es dann nicht versäumt, im Rahmen meiner persönlichen Vorstellung auch ein Dia mit „The holy robe of Jesus Christ" zu zeigen – und die erstaunten bis entsetzten Zuhörer gleich danach mit einem Dia des Karl-Marx-Hauses und der Bemerkung „On the other hand, Karl Marx was born in Trier" zu erfreuen – was mir großen Applaus einbrachte.

Ich will hier noch ganz besonders der vielen *Ordensfrauen* gedenken, die mir in ihrer schlichten und tätigen Frömmigkeit ein Vorbild im Glauben sind (Tafel 36).

Nur die Armen bringen die Mittel auf für das,
was jenseits des Gewöhnlichen liegt;
aus Begeisterung und Liebe fließt alles.

Tafel 36: Das Motto einer Festschrift [43], die das Leben und Arbeiten vieler Ordensfrauen wohl gut trifft.
Aus „Der Stechlin" von Theodor Fontane (1819 - 1898).

Neben der schon erwähnten Sr. Adula sind es vor allem die Waldbreitbacher Franziskanerinnen BMVA (= Beatae Mariae Virginis Angelorum; Franziskanerinnen der Allerseligsten Jungfrau Maria von den Engeln) Sr. M. Adelhilde Hoffmann, Sr. M. Eberharda Schappert, Sr. M. Reinildis Engbers und Sr. M. Wendeline Kühn, mit denen ich im Marienkrankenhaus Trier-Ehrang (und auch später) besonders eng verbunden war. Anders als manche jüngere Ordensschwester standen sie schlicht und treu zu ihrer Berufung, hier vor allem zu der von etlichen Mitschwestern kaum noch geschätzten Krankenpflege – und zu ihrem Ordenskleid. Sie haben ihr Leben in Arbeit und Gebet zugebracht, mit innerer Fröhlichkeit als Markenzeichen – und nichts Menschliches war ihnen fremd. So fand mich Sr. Adelhilde einmal dabei, wie ich gerade einen Nachruf auf einen sehr verdienten Mitarbeiter zu Papier brachte, der, wie viele Männer seiner Generation, nicht zu den Abstinenzlern zu zählen war. Ihr Kommentar war: „Da schreiben wir nicht ‚Jesus – Maria – Josef', sondern ‚Mosel – Saar – Ruwer' drüber" – wir sind dann aber ohne Invocatio ausgekommen. Sr. Eberharda hatte das Labor mit Blutdepot aufgebaut und jahrelang geleitet, ehe sie im Alter den Dienst als Sakristanin in der Krankenhauskapelle übernahm. Sie stand ganz explizit zu ihrem Ordenskleid: „Das hat mir Mutter Edmunda gegeben, und dabei bleibt es" – eine wahre Braut Christ. Ich habe immer die Pflanzen an den Fenstern des Kapellenflurs bewundert; dass sie an benutzten Trokaren (spitzen Führungsstäben) von Brustkorbdrainagen aufgebunden waren, fiel mir selbst auf, aber dass die Blumenpracht – dem Vernehmen nach – auch der Düngung durch verfallene Gefrierplasmen (einem Blutpräparat) zu verdanken war, kam mir doch nicht in den Sinn.

Sr. Reinildis hat einen besonderen Platz in meinem Herzen. Sie war eine begeisterte Autofahrerin und hatte als eine der ersten Schwestern einen Führerschein, so dass sie in jungen Jahren die damalige Mutter Generaloberin M. Edmunda Klein chauffierte. Sie erzählte einmal von der Eröffnung eines neuen Krankenhausbaus: Auf der Eingangstreppe standen Mutter Edmunda (mit Sr. Reinildis) und andere Würdenträger in Erwartung von Ministerialrat Dr. Schmitz, dem zuständigen Beamten des Landes Rheinland-Pfalz. Der stieg aus seinem schwarzen Dienst-Mercedes, blickte am Haus empor, und staunte: „Aber Mutter Edmunda, da ist ja ein Stockwerk mehr drauf als genehmigt" – und die unvergleichliche Antwort: „Aber Herr Dr. Schmitz, es hätte nach nichts ausgesehen." Von dieser Grundhaltung, echtem Gottvertrauen, zeugt auch ein Eintrag der hochverdienten Oberin Sr. M. Gertraud Biesel in der Chronik der Ehranger Schwestern, betreffend den Ausbau des Marienkrankenhauses Trier-Ehrang im Jahr 1969 – heute kaum noch vorstellbar [43]: *„...die Röntgeneinrichtung sollte wesentlich geschmälert werden, sonst wäre die Zustimmung zu den Gesamtkosten nicht gegeben worden... Wir haben die größere Röntgeneinrichtung bei Fa. C.H. Müller bestellt. Wenn sie steht, wird sie uns keiner mehr ausbauen und bezahlt wird sie auch."*

Auch von Sr. Reinildis habe ich eine Lektion gelernt. Sie spielte die Orgel in der Krankenhauskapelle, und ich saß oft hinten bei ihr neben dem Instrument. An einem Sonntag hatte ich die Heilige Messe verpasst und wollte nach der Visite auf der Intensivstation nach Hause zum Mittagessen. Sr. Reinildis saß an der Pforte, und ich sagte: „Sr. Reinildis, ich konnte nicht zum Gottesdienst kommen, es gab zu viel auf der Intensivstation zu tun.“ Wie aus der Pistole geschossen kam die fast barsche Antwort: „Was ist das denn anderes als Gottesdienst!“ – Zeugnis einer ganzen Lebenseinstellung. Bei der Beerdigung von Sr. Reinildis standen die Mitschwestern am Grab, die meisten schon alt, und sangen leise und tief bewegend das „Salve Regina“ (Tafel 37) – mit sicherer Hoffnung wird die Mitschwester verabschiedet; Zeugen einer Zeit, die hoffentlich noch nicht zu Ende geht. Es darf aber gesagt werden, dass sie auch im „zivilen“ Bereich würdige Nachfolger und Mitstreiter gefunden haben; hier sind mir besonders die Schwestern Gisela Mathé, Roswitha Wagner und Monika Wagemester in bester Erinnerung – auch von ihnen habe ich vieles von dem gelernt, was den Arzt vom Mediziner unterscheidet.

Salve Regina

Salve Regina, mater misericordiae;
vita, dulcedo et spes nostra, salve.
Ad te clamamus, exsules filii Evae.
Ad te suspiramus, gementes et flentes, in hac lacrimarum valle.
Eia ergo, advocata nostra, illos tuos misericordes oculos ad nos converte.
Et Jesum, benedictum fructum ventris tui, nobis post hoc exsilium ostende.
O clemens, o pia, o dulcis Virgo Maria.

Sei gegrüßt, o Königin

Sei gegrüßt, o Königin, Mutter der Barmherzigkeit,
unser Leben, unsre Wonne und unsre Hoffnung, sei gegrüßt!
Zu dir rufen wir verbannte Kinder Evas;
zu dir seufzen wir trauernd und weinend in diesem Tal der Tränen.
Wohlan denn, unsre Fürsprecherin, wende deine barmherzigen Augen uns zu,
und nach diesem Elend zeige uns Jesus, die gebenedeite Frucht deines Leibes.
O gütige, o milde, o süße Jungfrau Maria.

Gegrüßet seist du, Königin

Gegrüßet seist du, Königin, o Maria, – erhabne Frau und Herrscherin, o Maria!
Freut euch, ihr Cherubim, lobsingt ihr Seraphim, grüßet eure Königin: Salve, salve, salve Regina!

O Mutter der Barmherzigkeit… du unsres Lebens Süßigkeit…
Du unsre Hoffnung, sei gegrüßt… die du der Sünder Zuflucht bist…
Wir Kinder Evas schrein zu dir… aus Tod und Elend rufen wir…
O mächtige Fürsprecherin… bei Gott sei unsre Helferin…
Dein mildes Auge zu uns wend… und zeig uns Jesus nach dem End…

Tafel 37: Marienlieder, die ganzen Generationen Kraft gegeben haben [9].

Viele Menschen haben mich also auf meinem Glaubensweg begleitet, ich bin ihnen dankbar, aber noch dankbarer bin ich der *Mutter*

Kirche, die diesen Namen wahrhaft verdient, ohne die der Glaube an einen liebenden Gott und an Jesus Christus, den Erlöser, nicht durch die Jahrhunderte getragen worden wäre. Ich singe ein Lied wie „Ein Haus voll Glorie schauet" (Tafel 38) daher nicht nur laut, sondern auch mit Andacht. Aus diesem Hymnus sprechen, wie Papst Johannes Paul II. einmal gesagt hat [44], die Freude an der Kirche und auch der Stolz, zu dieser Kirche gehören zu dürfen.

Ein Haus voll Glorie schauet

Ein Haus voll Glorie schauet
weit über alle Land,
aus ewgem Stein erbauet
von Gottes Meister Hand.

Gott, wir loben dich, Gott, wir preisen dich.
O laß im Hause dein uns all geborgen sein!

Auf Zion hoch gegründet
steht Gottes heilge Stadt,
daß sie der Welt verkündet,
was Gott gesprochen hat.

Herr, wir rühmen dich, wir bekennen dich;
denn du hast uns bestellt, zu Zeugen in der Welt.

Tafel 38: „Ein Haus voll Glorie schauet" [9] – es liegt an den Gläubigen, dass es wahr wird.

Im Laufe der Jahre hat sich bei mir eine Vorstellung von Ewigkeit und Seligkeit entwickelt, die wohl keiner theologischen Bewertung standhält und die ich selbst als unvollkommen empfinde. Meine Vorstellung ist, dass wir in der Seligkeit der Gemeinschaft mit Gott, die ja weder Zeit noch Raum kennt, gleichzeitig und gleichmäßig mit allen Menschen, die wir lieben oder verehren, ganz tief verbunden sein können – ohne dass Zeit, Raum oder Eifersucht dieses Glück trüben können. In meiner Vorstellung stehen eine ganze Reihe von ganz konkreten Verstorbenen, die mir nahe sind und gut zusammenpassen, sozusagen in einer Ecke beieinander (Tafel 39).

Alte Landsknechte

Im Himmel droben, in einer Ecken,
wo die alten Soldaten die Beine strecken,
weit weg von Heiligen und Propheten,
von Märtyrern und von Anachoreten
sitzen an eines Kamines Flammen
die seligen alten Landsknecht beisammen.

Manchmal greift einer nach der Tasche,
sucht nach den Knöcheln, sucht nach der Flasche, –
aber im Himmel gibt's nichts dergleichen!
Höchstens, daß mal ein Englein kommt,
ihnen ein Schälchen Tau zu reichen,
das den seligen Seelen frommt...

Und wenn gar einer mal fluchen will:
„Potz Tod und Teufel und Frundsberger Drill!",
geht's ihm nicht aus dem Maul heraus,
wird gleich ein Halleluja draus!
So daß der Reuter, vom Wunder benommen,
gar ein einfältiges Lächeln bekommen,
den Knebelbart zur Seite drückt
und ein weniges auf die Seite rückt.

Sind ja selig und freuen sich ja –
sind ihrer aber zu wenige da!
Alle Kameraden und Kumpane,
Hauptleute, Obristen und Feldkaplane,
alle Brüder vom Schwert sitzen drunten zusammen
und brennen in den höllischen Flammen.
Aber manchmal in ihren Ohren es klingt,
und mit leisem Gebrumm geht ein Summen um,
wie vom Schlegel, der über das Kalbfell springt:
„Terum tum tum, terum tum tum..."

Tafel 39: Ein Auszug aus dem Gedicht „Alte Landsknechte" [8] von Börries Freiherr von Münchhausen (1874 - 1945) – auch die finden nach Hause.

Darüber hinaus denke ich an viele historische Menschen, die ich gerne kennenlernen würde – allen voran den Apostel Petrus in seiner unvollkommen-unerreichten Art, der Jesus als den Erlöser bekennt, im Treue schwört und ihn verleugnet, bitterlich weint, über das Wasser läuft, „Domine, quo vadis?" fragt, die Folgen trägt und heute noch wirkt. Dazu gehören auch zwei Menschen aus meiner weiteren Heimat, die unter widrigsten Bedingungen Großes geleistet haben, das bis in die Gegenwart und hoffentlich auch in die Zukunft reicht. Die selige Mutter Maria Rosa Flesch (1826 - 1906), Gründerin der Waldbreitbacher Franziskanerinnen, war wahrlich eine robuste und überaus hart geprüfte Frau [45]; ihr Bild hängt über meinem Schreibtisch – daneben der Wahlspruch ihres Zeitgenossen, des seligen Peter Friedhofen (1819 - 1860), Gründer der Barmherzigen Brüder von Maria Hilf:

„Mit Mut und Freude weiter,
Gott mit uns und die seligste Jungfrau Maria."

Als unvollkommen empfinde ich, dass ich die Gemeinschaft mit Gott nicht so sehr im Vordergrund sehe, es also mit meiner Gottesliebe hapert – aber dafür ist ja hoffentlich im Fegefeuer, dem Ort der Reinigung und Vorbereitung, noch Zeit. Ich wundere mich, dass diese Glaubenswahrheit so sehr verdrängt wird, auch von sonst gläubigen Menschen, und die frage ich dann, ob sie wirklich so, wie sie sind, vor Gottes Angesicht treten möchten – wohl besser nicht, und das gilt selbstverständlich auch für mich.

Die genannte Sr. Adula hat mir ein Beispiel für den Umgang mit dem eigenen Tod gegeben. Sie hatte eine schwere Operation hinter sich gebracht; es war ein bösartiger Tumor, der nicht vollständig entfernt werden konnte. Der Chirurg hatte es ihr nicht gesagt, oder sie hatte es nicht hören wollen (ich war nicht dabei). Jedenfalls lebte sie – nach außen unbeschwert – noch Jahre weiter, bis sie an Gewicht verlor und ikterisch (gelb) wurde. Meine Familie und ich haben sie besucht. Sie saß in ihrem Zimmer ganz klein in einem großen Sessel unter einem Kruzifix und sagte: „Toni, was ist mit mir?" – und meine Antwort war: „Sr. Adula, sie wissen es doch selbst, sie haben Krebs, und daran werden sie sterben." Sie schaute von mir weg, blickte auf den Herrn am Kreuz und sagte wörtlich: „Das war es, Herr Jesus, mehr war es nicht, es muss reichen" – ich bin sicher, es hat mehr als nur ausgereicht, und ebenso sicher hat sie, frei nach Mt 25,31 [1] gehört:

„Du guter und getreuer Knecht, geh ein in die Freude deines Herrn."

Dieses Ziel ist jedem von uns bestimmt, ob wir es erreichen, kommt nur auf uns selbst an – und an Mahnungen fehlt es nicht. Der Apostel Petrus (1 Petrus 5,8) hat wohl an seinen eigenen Glaubensweg gedacht, als er unvergleichlich plastisch über Hirt und Herde schrieb [1]:

„Euer Widersacher, der Teufel, geht wie ein brüllender Löwe umher und sucht, wen er verschlingen kann."

Auch der Evangelist Matthäus (Mt 7,13-14) beschreibt die beiden Wege sehr plastisch [1]:

„Geht durch das enge Tor! Denn das Tor ist weit, das ins Verderben führt, und der Weg dahin ist breit, und viele gehen auf ihm. Aber das Tor, das zum Leben führt, ist eng, und der Weg dahin ist schmal, und nur wenige finden ihn."

Das *tägliche Beten* hilft auf dem Weg – zuerst die Besinnung auf den vergangenen Tag mit seinen Höhen und Tiefen (Tafel 40) und der Dank, dass Gott *ist* und wir das überhaupt wissen, zu ihm beten und mit ihm sprechen dürfen, dann die Bitten für Familie und Freunde, lebend wie verstorben, und danach die eigenen Anliegen. Bei mir folgen dann ein „Gegrüßet seist du Maria" mit den speziellen Bitten an die Gottesmutter und bestimmte Heilige zur Fürsprache bei Gott sowie Dank und Bitte an den Schutzengel, dem ich dann gleich einige Menschen mit ans Herz lege.

Leben aus dem Glauben

Alles meinem Gott zu Ehren in der Arbeit, in der Ruh!
Gottes Lob und Ehr zu mehren, ich verlang und alles tu.
Meinem Gott nur will ich geben Leib und Seel, mein ganzes Leben.
Gib o Jesu, Gnad dazu; gib o Jesu, Gnad dazu.

Tafel 40: Ein Gebet, das zur Rückbesinnung auf den Tag einlädt – und im Fall des Falles auch gleich an die Unterlassungen und Schwächen denken lässt [9].

Ich bin mir der Nähe zu Gott keineswegs gewiss; manchmal ist Er, etwa beim Lied „Großer Gott, wir loben Dich“ (Tafel 41), zu fühlen wie ein Mantel, und manchmal halten wir – und ich – ihn fern von uns. Wir dürfen ihn nur nicht ganz aus unserem Leben verdrängen, auch wenn wir nicht das Ideal aus Psalm 1 erreichen [1]:

„Wohl dem Mann, der... Freude hat an der Weisung des Herrn, über seine Weisung nachsinnt bei Tag und bei Nacht.“

Gott ist immer und ganz und gar bei uns, auch wenn wir nicht bei ihm sind oder nicht bei ihm sein wollen.

Großer Gott, wir loben dich

Großer Gott, wir loben dich;
Herr, wir preisen deine Stärke.
Vor dir neigt die Erde sich
und bewundert deine Werke.
Wie du warst vor aller Zeit,
so bleibst du in Ewigkeit

Alles, was dich preisen kann,
Kerubim und Serafinen
stimmen dir ein Loblied an;
alle Engel, die dir dienen,
rufen dir stets ohne Ruh:
„Heilig, heilig, heilig“ zu.

Heilig, Herr Gott Zebaoth!
Heilig, Herr der Himmelsheere!
Starker Helfer in der Not!
Himmel, Erde, Luft und Meere
sind erfüllt von deinem Ruhm;
alles ist dein Eigentum.

Tafel 41: „Großer Gott, wir loben dich“ [9] –
nach dem lateinischen „Te deum laudamus“, dem großen Gotteslob.

In diesem Zusammenhang ist mir ein (langes) Gedicht aufgefallen, das zeigt, dass der Glaube auch bei robusten Naturen nicht fehlen muss und niemand verloren ist, solange er nur noch einen Funken Glauben in sich trägt (Tafel 42).

Der Seefahrer

He, singt eins, junges Volk! Was sitzt ihr stumm?
Was morgen kommt, wer schert sich heute drum?
Kopf hoch und lustig! Das ist Seemannsbrauch!
An jedem Tag, daheim und in der Fremde,
trägt unsereiner ja sein Totenhemde,
und Der da oben kennt die Tiefen auch!

Tafel 42: Ein kleiner Auszug aus der Ballade „Der Seefahrer“ von Lulu von Strauß und Torney (1873 - 1956) – vom Glauben des Seemanns und anderer robuster Naturen [10].

Der Weg zu Gott ist eine Wanderung, mit Höhen und Tiefen, aber in der festen Hoffnung auf die Liebe und Güte Gottes, wie sie im Psalm 23 unübertroffen zum Ausdruck kommt (Tafel 43).

Psalm 23 – Der gute Hirt

Der Herr ist mein Hirte, nichts wird mir fehlen.
Er läßt mich lagern auf grünen Auen und führt mich zum Ruheplatz am Wasser.
Er stillt mein Verlangen; er leitet mich auf rechten Pfaden, treu seinem Namen.
Muß ich auch wandern in finsterer Schlucht, ich fürchte kein Unheil; denn du bist bei mir, dein Stock und dein Stab geben mir Zuversicht.

Du deckst mir den Tisch vor den Augen meiner Feinde.
Du salbst mein Haupt mit Öl, du füllst mir reichlich den Becher.
Lauter Huld und Güte werden mir folgen mein Leben lang, und im Haus des Herrn darf ich wohnen für lange Zeit.

Tafel 43: Psalm 23 – Der gute Hirt [1].

Wie bei jedem Weg kommt es auch hier auf den ersten Schritt an; wer ihn gehen will, dem sei ein Satz von Frère Roger Schutz (1915 - 2005), dem Gründer und Prior der ökumenischen Gemeinschaft von Taizé, ans Herz gelegt [46]:

„Lebe das,
was du vom Evangelium verstanden hast.
Und wenn es noch so wenig ist.
Aber lebe es.“

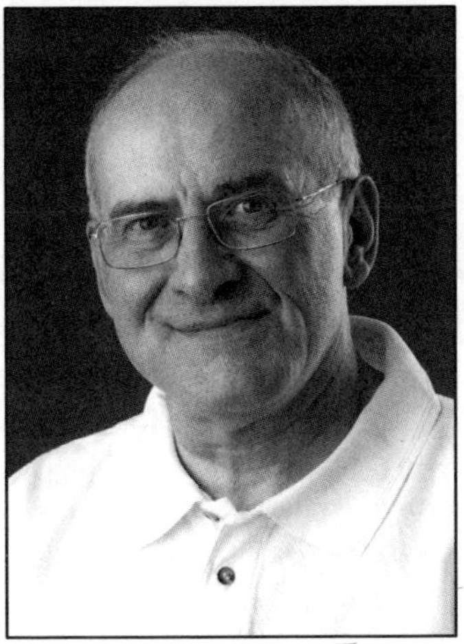

Lebenslauf
Prof. Dr. med. habil.
Hans Anton Adams

Geboren am 10. März 1950 in Ehrang (jetzt Trier), römisch-katholisch – Eltern Fleischermeister Josef Lorenz Adams (verstorben) und Ehefrau Gertrud Adams, geb. Schmitz – verheiratet seit 1976 mit der Diplom-Bibliothekarin Birgitt Adams, geb. Kinstler, drei erwachsene Töchter

Schulweg, Lehre und Studium

1956 - 1960	Katholische Volksschule Ehrang
1960 - 1966	Staatliche Realschule Trier und Mittlere Reife
1966 - 1969	Lehre und Gesellenprüfung im Fleischerhandwerk
1969 - 1972	Hindenburg-Gymnasium Trier und Zeugnis der Reife
1972	Eintritt in die Marine, Crew VII/72, Berufs-/Sanitätsoffizieranwärter
1972 - 1978	Studium der Humanmedizin an der Universität zu Köln
1978	Approbation und Promotion zum Dr. med.

Beruflicher Werdegang

1978 - 1980	Schiffsarzt Zerstörer „Lütjens", Kiel
1980 - 1982	Chef Marinesanitätsstaffel und Standortarzt Bremerhaven
1982	Weiterbildung Anästhesiologie, Bundeswehrzentralkrankenhaus Koblenz
1983 - 1984	Leitender Sanitätsoffizier Zerstörerflottille, Wilhelmshaven
1985 - 1988	Weiterbildung Anästhesiologie, Justus-Liebig-Universität Gießen

1988	Arzt für Anästhesiologie, Fachkundenachweis Rettungsdienst Habilitation und Privatdozent Entlassung aus dem aktiven Dienst der Bundeswehr
1989	Wissenschaftlicher Assistent Justus-Liebig-Universität Gießen Leitender Notarzt
1990 - 1996	Chefarzt Abteilung Anästhesie und Intensivmedizin, Marienkrankenhaus Trier-Ehrang, davon
1992 - 1996	Ärztlicher Direktor
1994	Apl. Professor Justus-Liebig-Universität Gießen
1997 - 2005	Zentrum Anästhesiologie, Medizinische Hochschule Hannover (MHH), davon
2000 - 2004	Kommissarischer Leiter Abteilung Anästhesiologie II der MHH im Oststadt-Krankenhaus
1.1.2006	Leiter Stabsstelle für Interdisziplinäre Notfall- und Katastrophenmedizin der MHH – Assoziierter Professor für die intensivmedizinische Grundversorgung im Schwerbrandverletztenzentrum Niedersachsen der MHH
1.12.2015	Eintritt in den Ruhestand

Sonstige Positionen (bis zum Eintritt in den Ruhestand)

- Beauftragter für den Leitenden-Notarzt-Dienst der Region Hannover
- Koordinator Notfall- und Katastrophenmedizin der Landeshauptstadt Hannover
- Landesfeuerwehrarzt Niedersachsen
- Ärztlicher Leiter der DRK-Rettungsschule Niedersachsen in Goslar
- Flottenarzt der Reserve – Fachbereich Sanitätsdienst und Gesundheitswesen der Führungsakademie der Bundeswehr

Literatur

40. Katholischer Katechismus der Bistümer Deutschlands. Hrsg v d deutschen Bischöfen. Ausg für das Erzbistum Köln. Düsseldorf: Patmos 1955 (Aufl 1966)

41. Gesang- und Gebetbuch für die katholischen Soldaten in der Deutschen Bundeswehr. Katholisches Militärbischofsamt, Bonn (Hrsg). 19. Aufl. Kevelar: Bercker 1979

42. Dohmen A, Fiedler M: Ökonomisierung im Gesundheitswesen: Betriebswirtschaftlicher Erfolg als Unternehmensziel. Deutsches Ärzteblatt 2015; 112: A364-A366

43. Adams HA: Geschichte der Franziskanerinnen von Waldbreitbach in Ehrang und des Marienkrankenhauses Ehrang 1895 - 1995. Unter Mitarbeit v Sr M Gertraud Biesel, Sr M Ernesta Wolter, von der Heiden F. Hrsg i d Reihe „Ehranger Heimat". Trier-Ehrang: Eigenverlag 1995

44. http://www.erzbistum-muenchen.de/Page000203.aspx (am 01.03.2015)

45. Böckeler M: Die Macht der Ohnmacht. Mutter Maria Rosa Flesch, Stifterin der Franziskanerinnen BMVA von Waldbreitbach. Mainz: Matthias-Grünewald-Verlag 1987

46. Gotteslob – Katholisches Gebet- und Gesangbuch. Hrsg v d (Erz-)Bischöfen Deutschlands, Österreichs und dem Bischof von Bozen-Brixen. Ausg für das das Bistum Trier. Stuttgart: Katholische Bibelanstalt 2013; S 501

Was heißt menschenwürdig sterben? Eine Antwort aus der Sicht der katholischen Moraltheologie

Eberhard Schockenhoff

Hinführung

Im ersten Teil dieses Buches berichtet ein erfahrener Arzt aus seiner langjährigen klinischen Tätigkeit in verschiedenen medizinischen Bereichen. Ob während seiner Anfangszeit in der Notfallmedizin oder während seiner Tätigkeit als Anästhesist und Intensivmediziner – immer stand für ihn die Begegnung mit dem Patienten im Vordergrund. Er behandelte Menschen, nicht Krankheitsbefunde oder Abweichungen von statistischen Normwerten. Neben den medizinischen Fachkenntnissen und der erforderlichen ärztlichen Erfahrung sollte ein guter Arzt, so zeigen seine eindrücklichen Berichte aus der ärztlichen Praxis, über ein ausgeprägtes menschliches Einfühlungsvermögen und eine geübte Urteilskraft verfügen, die ihn in schwierigen Konfliktsituationen hilfreiche Ratschläge geben und richtige Entscheidungen fällen lässt. So hoch der Stellenwert ärztlicher Erfahrung und ein intuitives Urteilsvermögen auch zu veranschlagen sind, so wichtig ist zugleich ein selbstkritisches Reflexionsvermögen, um das eigene Handeln im Blick auf die Grundregeln des ärztlichen Berufsethos und wichtige medizinische Urteilskriterien überprüfen zu können. Die Überlegungen dieses Beitrages greifen einen wichtigen Auftrag des Arztes – die palliativmedizinische Versorgung Schwerkranker und die Begleitung Sterbender in ihrer letzten Lebensphase – auf und erörtern aus der Perspektive eines christlichen Menschenbildes und der christlichen Ethik unterschiedliche Herausforderungen. Dabei kommen so verschiedene Konstellationen wie der Behandlungsabbruch, der Wechsel von einem kurativen zu einem palliativen Therapieziel, die Einstellung intensivmedizinischer Maßnahmen, die den Sterbenden nur belasten und ihn am Sterben hindern, der Verzicht auf lebensverlängernde Maßnahmen, die unverhältnismäßige Nebenwirkungen mit sich bringen, sowie der Unterschied derartiger Begleitmaßnahmen des Sterbenlassens zur Tötung auf Verlangen oder zur ärztlichen Suizidbeihilfe ebenso zur Sprache wie wichtige medizinische Grundbegriffe (Autonomie, Fürsorge, Gerechtigkeit, usw.).

Der Begriff der Autonomie ist eine Schlüsselkategorie der gegenwärtigen Medizinethik. Für diese liegt die oberste Richtschnur ärztlichen Handelns nicht mehr in der Selbstverpflichtung des Arztes, das Wohl des Patienten zu achten (*salus aegroti suprema lex*), Schaden von ihm abzuwehren (*neminem laedere*) und im Zweifelsfall dem Leben zu dienen (*in dubio pro vita*) – diese Maximen des ärztlichen Handelns sind vielmehr eingebettet in die oberste Richtschnur, die Autonomie des Patienten zu achten. Von ihr her empfängt das ärztliche Handeln erst seine moralische und rechtliche Legitimation. Ohne die informierte Einwilligung des Patienten, die dieser einem Behandlungsvorschlag des Arztes in der Ausübung seiner eigenen Autonomie erteilt, hat der Arzt keinen Auftrag, zugunsten des Patienten tätig zu werden.

Trotz der zentralen Bedeutung, die dem Autonomiebegriff in der gegenwärtigen Medizinethik zukommt, herrscht über seine genaue Bedeutung alles andere als Einmütigkeit. In der angelsächsischen Bioethik wird das Autonomieprinzip in der Regel als erstes von vier Brückenprinzipien genannt, die nach Art eines Überlegungsgleichgewichtes das ärztliche Handeln leiten sollen. Neben der Beachtung der Patientenautonomie gehören dazu das Gerechtigkeitsprinzip sowie die Maximen der Schadensvermeidung und des Wohltuns. Zwischen diesen Prinzipien soll kein Verhältnis der hierarchischen Unterordnung bestehen, sondern sie sollen in der Anwendung auf konkrete Einzelfälle gemeinsam das Handeln und Entscheiden regeln, wie es dem Gedanken eines Fließgleichgewichtes entspricht. *De facto* rückt das Autonomieprinzip aber dennoch in eine Vorrangstellung ein, die es zur normativen Leitkategorie macht. Offen bleibt dabei freilich, ob Autonomie im Arzt-Patient-Verhältnis mehr auf der Linie der angelsächsischen, auf *John Locke* zurückgehenden Tradition als individuelle Selbstbestimmung oder, wie in der kontinentaleuropäischen Tradition, als vernünftige Selbstgesetzgebung des Menschen verstanden werden soll.

1. Autonomie als Durchsetzung eigener Wünsche und als vernünftige Selbstgesetzgebung

Die erste Variante reduziert Autonomie häufig auf die Fähigkeit und das Recht, eigene Wünsche zu äußern und sich zu deren Verwirklichung der Mithilfe des pflegerischen und ärztlichen Personals der Einrichtungen der Gesundheitsfürsorge zu bedienen. Dagegen bedeutet Autonomie in der praktischen Philosophie der kontinentaleuropäischen Aufklärung, als deren wirkmächtigster Vertreter *Immanuel Kant* gilt, gerade nicht das Recht auf subjektive Wunscherfüllung, sondern die Fähigkeit des Menschen, sich in vernünftiger Selbstgesetzgebung aus dem Bannkreis sinnlicher Neigungen, subjektiver Wünsche und hypothetischer Zwecksetzungen zu erheben. Das Beharren auf subjektiven Wünschen drückt nach dieser Konzeption nicht die Autonomiefähigkeit des Menschen aus, sondern verbleibt im Bannkreis subjektiver Neigungen, der die Sphäre der Heteronomie nicht durchbricht.

Die weiteren Ausführungen erörtern die Frage, inwieweit unterschiedliche Autonomiebegriffe in medizinethischen Argumentationen am Lebensende zu gegensätzlichen Schlussfolgerungen führen. Als Ausgangspunkt wähle ich die normative Begründung, die von den Befürwortern einer Legalisierung der Tötung auf Verlangen und der ärztlichen Suizidbeihilfe angeführt wird. Diese Begründung setzt oft am Leitbild eines eigenen Todes an, das zunächst den Wunsch nach persönlicher Selbstbestimmung der Umstände des eigenen Sterbens reflektiert. Die Argumentation der Euthanasiebefürworter interpretiert den Wunsch, einen persönlichen Tod zu sterben, aber nicht nur als Hoffnung darauf, in einer vertrauten Umgebung und im Begleitetwerden durch nahe Mitmenschen zu sterben, sondern als das Recht, den Zeitpunkt und die Umstände des eigenen Todes selbst festzulegen. Die Forderung nach einem selbstbestimmten Tod erscheint dabei als die letzte Konsequenz des Rechtes auf ein selbstbestimmtes Leben, das wir uns in allen anderen Lebensfeldern selbstverständlich zugestehen. Moralische Selbstbestimmung beinhaltet nach dieser Ansicht vor allem die Fähigkeit, den Wert der eigenen Existenz zu beurteilen. Die Unterscheidung zwischen einem lebenswerten und einem nicht-lebenswerten Leben verliert in dieser Perspektive ihre moralische Anstößigkeit. Sie dient angeblich sogar dem Schutz der Menschenwürde, wenn sich bei der Beurteilung des jeweiligen Lebenswertes eines Menschen Kriterien des sozialen Nutzens oder andere dem Individuum übergeordnete Gesichtspunkte sicher ausschließen lassen.

Dem menschlichen Leben kommt in einer solchen Überlegung kein *innerer* Wert als selbstzweckhaftes Basisgut, sondern nur ein *in-*

strumenteller und *extrinsischer* Wert zu, insofern es die äußere Voraussetzung zur Verwirklichung anderer Werte und Güter ist [47]. Es ist nur so lange schutzwürdig, wie es aus der Innenansicht der betreffenden Person als wertvoll erlebt wird. Allein der subjektive Wert, den ein anderes Wesen seiner eigenen Existenz zuschreibt, begründet einen moralisch relevanten Anspruch, von dem her auch das Tötungsverbot seine Bedeutung gewinnt. Einen anderen Menschen zu töten ist also nur deshalb verboten, weil es ihn der Möglichkeit eigener Wertschätzung beraubt; die moralischen Grundlagen des Tötungsverbotes entfallen dagegen, wo er selbst sein Leben nicht mehr als lebenswert beurteilt.

Eine ähnliche Begründung betrachtet die Tötung auf Verlangen ebenfalls unter dem Aspekt eines selbstbestimmten Todes, hebt dabei aber unsere Pflicht zur humanitären Hilfeleistung stärker hervor, die gerade in ausweglosen Situationen das Tötungsverbot überwiegen könne. Das Mitleidsargument reicht für sich genommen jedoch weiter als das Autonomieprinzip, da es auch dazu dienen soll, Tötungshandlungen an Schwerstkranken zu rechtfertigen, die keine Tötungsbitte mehr äußern können. Zahlreiche Autoren verknüpfen beide Argumente miteinander, indem sie entweder jedes für sich als ausreichende Begründung ansehen oder je nach Situation entscheiden, ob die Tötung des Patienten im Namen seiner Autonomie oder aus Mitleid und zum Schutz seines Wohlergehens erfolgen soll.

2. Fördert die Euthanasie die Freiheit der Sterbenden?

Die dargelegte Argumentation beruht auf zwei stillschweigenden Voraussetzungen: Die moralische Zulässigkeit der Euthanasie hängt davon ab, ob wir den Todeswunsch eines sterbenden Menschen als letzten Ausdruck seiner moralischen Selbstbestimmung betrachten dürfen, und ob seine Erfüllung für ihn eine *wirkliche* und noch dazu die *einzige* Hilfe darstellt, die wir ihm in seiner qualvollen Lage geben können. Beide Voraussetzungen erweisen sich jedoch als fragwürdig – sowohl, was ihre philosophische Begründbarkeit anbelangt, als auch im Hinblick auf die ärztliche Erfahrung im Umgang mit sterbenden Menschen. Die unterstellte Autonomie der Person, die sich in der Fähigkeit äußern soll, über den Wert des eigenen Lebens frei von Fremdeinflüssen, allein aus der Binnenperspektive der eigenen Existenz, zu urteilen, entspringt einer „atomistischen" Konzeption, die der faktischen Abhängigkeit des menschlichen Daseins nicht gerecht wird. Das Bild, das ein Mensch von sich selbst gewinnt, hängt nicht zuletzt davon ab, wer er in den Augen der anderen ist. Die Einschätzung des eigenen Lebenswerts stellt in der einen oder anderen Richtung immer auch eine Reaktion auf die Wertschätzung dar, die er im Urteil der anderen erfährt.

Die Einseitigkeit der Autonomiekonzeption, die den philosophischen Rechtfertigungsversuchen der Tötung auf Verlangen zugrunde liegt, zeigt sich in ihrem Blick auf den Sterbenden. Dieser wird als ein solitäres, einsames Subjekt gesehen, das Wünsche äußern und ihre Erfüllung gegenüber seiner Umgebung durchsetzen will, nicht aber als ein relationales Selbst wahrgenommen, dessen Autonomie in seine Abhängigkeit von anderen eingebettet ist. Auf diese Weise wird Autonomie mit einer Form der Autarkie gleichgesetzt, mit der Selbstgenügsamkeit des starken, selbstbewussten, keiner Hilfe bedürftigen Menschen, die bereits in gesunden Tagen ein fragwürdiges moralisches Ich-Ideal darstellt und in der Situation schwerer Krankheit durch die Konfrontation mit dem Sterbenmüssen und die Abhängigkeit von fremder Hilfe an ihre Grenzen stößt. Tatsächlich sind Abhängigkeit von anderen und das Angewiesensein auf Hilfe, Unterstützung und Pflege nicht menschenunwürdige Zustände, sondern eine Grundverfassung des menschlichen Daseins, die das Leben in seinen verschiedenen Phasen auf unterschiedliche Weise prägt. Auch die Autonomie des Menschen ist deshalb nicht als Vermögen eines unabhängigen und isolierten Subjekts zu denken, das frei von der Beeinflussung durch andere handelt und entscheidet; sie wird vielmehr erst in den Beziehungen verwirklicht, in denen das autonome Ich sich als ein soziales Selbst erfährt, das von dem Wohlwollen, der Fürsorge und der Solidarität anderer getragen ist. Als eine grundlegende Verfassung der menschlichen Person ist Autonomie immer von sozialen Vorbedingungen, biographischen Prägungen und aus der körperhaften Existenzweise des Menschen resultierenden Gegebenheiten (Verletzbarkeit, Sorge, Angst) abhängig, die eine moralische Beurteilung der Tötung auf Verlangen nicht ausblenden darf.

Auf diese andere Seite der Autonomie hat in der Gegenwartsphilosophie vor allem der französische Philosoph *Paul Ricœur* aufmerksam gemacht. Er versteht die Autonomie der Person nicht abstrakt von dem Prinzip der Subjektivität aus, sondern als in eine dreigliedrige Grundrelation eingebettet, die durch das Selbst, die anderen und die Welt gebildet wird. Autonomie meint einen doppelpoligen Vorgang, der das umfasst, was die Person von sich aus *will* und zugleich das, was sie *soll*. So interpretiert Ricœur Kants Vorstellung einer Selbstgesetzgebung der Vernunft dahingehend, dass Autonomie nicht einfach Selbstbestimmung oder die Fähigkeit meint, eigene Wünsche durchzusetzen. Dies führt ihn dazu, die „Autonomie der Autonomie zu bezweifeln" und die Abhängigkeit der Autonomie von ihren moralischen und sozialen Voraussetzungen stärker herauszuarbeiten, als dies in der bioethischen Debatte um die Reichweite individueller Selbstbestimmung häufig der Fall ist - siehe hierzu „Das Selbst als ein anderer" oder französisch „Soi même comme un autre" [48]. Zu dem kritischen Potenzial dieser philosophischen Hermeneutik der Autonomie und zu der Umdeutung dieses Begriffs in der gegenwärtigen biomedizinischen Ethik vgl. *M.W. Schnell:* Autonomie im Zeichen einer zweiten kopernikanischen Wende – eine Skizze der Position Paul Ricœurs [49].

Die Berufung auf das Autonomieprinzip bleibt daher, solange Autonomie unter Einklammerung ihrer sozialen Vorbedingungen als reine Selbstbestimmung verstanden wird, abstrakt und realitätsfern. Angesichts der faktischen Abhängigkeit des menschlichen Daseins, die am Lebensende und in der letzten Sterbephase in besonderer Intensität erfahren wird, erfordert ein menschenwürdiges Sterben mehr als bloßen Respekt vor einer angeblich unbeeinflussten Selbstbestimmung des Sterbenden. Menschenwürdiges Sterben ist überhaupt nur unter der Bedingung möglich, dass personale Beziehungen und menschliche Nähe zum Sterbenden aufrechterhalten werden. Unsere moralischen Pflichten ihm gegenüber lassen sich nicht auf die formale Bereitschaft reduzieren, seinen Willen zu respektieren und diesen zur Richtschnur des eigenen Handelns zu machen. Die moralische Anerkennung des Sterbenden, die ihn in seiner Vulnerabilität und Hilfsbedürftigkeit achtet, erfordert vielmehr, bis zuletzt bei ihm zu bleiben, ihn nicht allein zu lassen, gemeinsam auszuharren und mit ihm auf den Tod zu warten. Die Formel vom Respekt vor der Autonomie des Sterbenden, die seine Tötung oder die Suizidbeihilfe rechtfertigen soll, führt dagegen zur

Verweigerung wirklicher Hilfe, die dem Sterbenden die Annahme seines eigenen Todes erlauben könnte.

Die Idee einer freien, überlegten und rationalen Entscheidung über das eigene Leben, einer endgültigen Bilanz des Gesamtwertes der eigenen Existenz, die von der Haltung der menschlichen Umgebung und des gesellschaftlichen Umfeldes unbeeinflusst bliebe, beruht auf einer fiktiven Konstruktion. Für eine solche unabhängige Lebensrechnung mögen sich nach utilitaristischen Kriterien einzelne Regeln und Bemessungsgrundlagen aufstellen lassen. Solche unabhängigen Lebensbilanzrechnungen bleiben jedoch ein realitätsfremdes Postulat, das der Situation des Sterbens unangemessen ist, in der die mögliche Erfahrung des eigenen Lebenssinnes nur dann gelingen kann, wenn sie von der Solidarität und Nähe anderer Menschen mitgetragen wird. Die klare gedankliche Trennungslinie, die soziale Nützlichkeitserwägungen und die Rücksicht auf Fremdinteressen aus der autonomen Beurteilung des eigenen Lebenswerts ausschließen soll, lässt sich deshalb in der tatsächlichen Welt nicht aufrechterhalten. Dagegen stellt es sehr wohl eine reale Möglichkeit dar, dass sterbende Menschen in einer Gesellschaft, in der die Tötung auf Verlangen als moralisch zulässig gilt, in eine Situation geraten, in der sie die Äußerung eines entsprechenden Wunsches als die Erfüllung einer letzten Anstandspflicht gegenüber den Lebenden betrachten müssen.

Die Zweifel, ob wir die Todeswünsche schwerstkranker Patienten als ein unabhängiges Ergebnis rationaler Abwägungsvorgänge betrachten dürfen, die allein aus der Innensicht der individuellen Existenz heraus erfolgen, werden durch Erfahrungsberichte aus der ärztlichen Praxis gestützt. Gerade in einem fortgeschrittenen Krankheitsstadium stellen Sterbewünsche häufig verhüllte Mitteilungen dar, die auf einer tieferen Ebene etwas anderes meinen, als sie sprachlich zum Ausdruck bringen. In den einzelnen Sterbephasen unterliegt der Kranke zudem oft wechselnden Stimmungen. Die in einer depressiven Phase geäußerte Bitte um einen sofortigen Tod kann später von einer neuen Lebenskraft abgelöst werden, die dem Sterbenden die bewusste Annahme seines eigenen Todes ermöglicht – australische und US-amerikanische Studien belegen, dass Euthanasiewünsche sterbender Patienten häufig in depressiven Phasen geäußert werden, in denen die Autonomie starken Einschränkungen unterliegt [50]. Im Nachhinein erweisen sich solche Todeswünsche als verzweifelter Appell, in der Not des Sterbens nicht allein gelassen zu werden. Hinter ihnen steht der Wunsch nach wirksamer Hilfe im Sterben, den ein wörtliches Verständnis der Euthanasiebitte oder gar ihre sofortige Erfüllung nur enttäuschen könnten.

3. Ist die Euthanasie die einzige Hilfe?

Auch die zweite Prämisse, nach der die aktive Euthanasie die *letzte* Hilfe gewährt, die wir einem Menschen zur Erleichterung seines Sterbens und zur Befreiung von seinem Leiden noch geben können, muss daher in Zweifel gezogen werden. Die einvernehmliche Tötung gleicht eher dem Eingeständnis einer Niederlage, die vor der Aufgabe menschlichen Sterbebeistandes resigniert, als einer wirklichen Hilfe für den Sterbenden. Hier zeigt sich ein wenig beachteter Widerspruch der Euthanasie-Idee, der ihre eigenen Voraussetzungen wieder in Frage stellt. Die direkte Tötung soll in einer humanen Gesellschaft nur dann als moralisch zulässig gelten, wenn sie die *einzige* Möglichkeit ist, einem Sterbenden oder schwer leidenden Menschen wirksam zu helfen. Zugleich lähmt sie jedoch die Suche nach Alternativen, so dass sich der Eintritt dieser Voraussetzung gar nicht mehr mit ausreichender Sorgfalt feststellen lässt, *wenn* sie erst einmal zum allgemein akzeptierten Bestandteil unseres sozialen Lebens geworden ist. Die Gefahr, dass die Euthanasie, die zunächst nur als *Ultima Ratio* in Betracht kommen soll, die aufwendigere Palette pflegerischer Maßnahmen nach ihrem Einzug in den Krankenhausalltag auch *ersetzen* kann, ist nicht von der Hand zu weisen. Die Sorge, dass die Tötung auf Verlangen bald als der schnellere und sicherere Weg zum Ziel eines ruhigen Todes oder zur Befreiung von schwersten Leidenszuständen angesehen wird, erscheint schon deshalb berechtigt, weil die Euthanasieforderung in einem bestimmten Sinn dem Paradigma der modernen Medizin durchaus entspricht. Sie verwandelt die bislang unverfügbare Grenze des Todes in ein künstliches Ereignis und bleibt so noch in ihrem Protest gegen die Exzesse der modernen Intensivmedizin deren Denkmodell einer technischen Bewerkstelligung des Todes verhaftet.

4. Ist die Unterscheidung von Töten und Sterbenlassen moralisch irrelevant?

Die moralische Zulässigkeit der Tötung auf Verlangen soll in der moralphilosophischen Debatte um die Euthanasie auch durch den Vergleich zweier Handlungsweisen aufgezeigt werden, zwischen denen es angeblich keinen moralisch relevanten Unterschied gibt. Die so genannte Äquivalenz-These sieht im Töten und im Sterbenlassen (also in dem, was früher als aktive und passive Sterbehilfe bezeichnet wurde) nicht zwei unterschiedliche Handlungstypen, die moralisch jeweils anders zu bewerten sind, sondern nur zwei verschiedene Ausführungsmodalitäten ein und derselben Handlung, die als willentliche Herbeiführung des Todes beschrieben werden soll. Der einzige Unterschied zwischen Töten und Sterbenlassen liegt dieser Annahme zufolge darin, dass der beabsichtigte Tod im einen Fall durch Handeln, im anderen Fall durch Unterlassen herbeigeführt wird. Eine ausführliche Erörterung der Äquivalenz-These findet sich bei *M. Zimmermann-Acklin* [51].

Die Äquivalenz-These übersieht jedoch einen wichtigen Unterschied in der *intentionalen* Struktur des ärztlichen Handelns. Direktes Handlungsziel des Sterbenlassens ist die Erleichterung des Sterbens und der Abbruch einer Behandlung, die nicht mehr durch das palliative Behandlungsziel angeraten ist, sondern das Sterben nur hinauszögern würde; dagegen wird der Tod des Patienten in keiner Weise gewollt. Insbesondere will der Arzt, der einen Patienten sterben lässt, weil er seinen Tod nicht mehr mit verhältnismäßigen Mitteln verhindern kann, diesen Tod nicht herbeiführen. Dagegen wird der Tod des Patienten bei der Tötung auf Verlangen vom Arzt willentlich bejaht, zwar nicht als solcher, sondern nur als geringeres Übel oder als Mittel zu dem Zweck, dem Patienten weiteres Leiden zu ersparen (vgl. dazu *D. Birnbacher* [52], sowie zur Kritik dieser Position E. Schockenhoff [53]). Aber die Intention des Arztes ist darauf gerichtet, den Tod des Patienten herbeizuführen, während dieser beim Sterbenlassen weder das direkte noch ein indirektes Handlungsziel ist.

Das Sterbenlassen wäre von seiner intentionalen Struktur her nur dann einer Tötungshandlung gleichzusetzen, wenn der Arzt über eine geeignete, angemessene und verhältnismäßige Maßnahme zur weiteren Lebenserhaltung verfügen würde, die er absichtlich unterlässt, um den Tod des Patienten schneller herbeizuführen. Dies darf jedoch beim Sterbenlassen keineswegs als Regelfall unterstellt werden. Der Abbruch einer lebenserhaltenden Behandlung kann vielmehr moralisch vertretbar oder sogar geboten sein, wenn das ursprünglich intendierte Ziel der Heilung nicht mehr erreichbar ist, weil keine aussichtsreiche Therapie zur Verfügung steht oder wenn das Hinausschieben des Todes nur um den Preis unzumutbarer Belastungen für den Patienten erkauft würde. In diesem Fall nimmt der Arzt auch keine Beurteilung des Zustandes seines Patienten vor, um ihn als nicht mehr lebenswert zu klassifizieren. Er überprüft vielmehr die Eignung einer medizinischen Maßnahme, das Behandlungsziel zu erreichen und gelangt dabei zu dem Schluss, dass sie im Blick auf das zusätzliche Leiden, das sie beim Sterbenden verursacht, nicht mehr verhältnismäßig ist. Deshalb kann er sie unterlassen, ohne den Tod des Patienten zu wollen, den zu verhindern nicht mehr in seiner Hand steht.

Auch die *kausale* Rolle des Arztes ist beim Verzicht auf eine Weiterbehandlung zum Schaden des Patienten eine andere als im Fall der Tötung auf Verlangen. Der Behandlungsabbruch und die Beschränkung auf palliative Maßnahmen räumen ein Hindernis hinweg, das den Eintritt des Todes bislang hinauszögerte; ohne dieses Hindernis kann der Krankheitsverlauf schneller zum Tod führen, als es bei einer Fortführung lebenserhaltender Maßnahmen voraussichtlich der Fall wäre. Das Unterlassen des Arztes ist daher eine notwendige, aber nicht die hinreichende Bedingung für den Eintritt des Todes, dessen eigentliche Ursache die Krankheit selbst ist. Der Patient stirbt an seiner Krankheit, nicht durch das Handeln oder Unterlassen des Arztes.

Bei der Tötung auf Verlangen wird der Tod jedoch durch den Arzt willentlich herbeigeführt. In der Reihe der Antezedenzbedingungen, die erfüllt sein müssen, damit der Tod eintreten kann, ist sein Handeln die letzte, ausreichende und auslösende Ursache des Todes (vgl. [54]). Das Voranschreiten der Krankheit ist zwar eine entferntere Mitursache des Todes, da der Arzt diesen nur als Mittel zur Erreichung eines leidfreien Zustandes für den Patienten will. Dennoch stirbt der Patient nicht an seiner Krankheit, sondern weil er vom Arzt auf sein Verlangen hin getötet wird; dessen Handeln genügt, um den Tod als auslösende Ursache herbeizuführen.

Die Unterscheidung von Tötung auf Verlangen und Sterbenlassen hebt die unterschiedliche intentionale Struktur und kausale Effizienz des ärztlichen Handelns hervor. Ihr kommt deshalb in dem Interaktionsgefüge zwischen Arzt und Patient hohe Bedeutung zu. Ein unheilbar Kranker, der nach einem Reanimationsversuch den Wunsch äußert, diesen bei einem weiteren Herzstillstand nicht zu wiederholen, bittet darum, dass der Arzt ihn sterben lässt; er will jedoch nicht vom Arzt getötet werden. Umgekehrt handelt der Arzt, der eine aussichtslos gewordene Behandlung abbricht und den Patienten sterben lässt, in dem Wissen, dass seine medizinische Kunst nicht der Lebensverlängerung um jeden Preis, sondern dem Wohl eines konkreten Menschen dient, der seiner ärztlichen Fürsorge auch im Sterben bedarf. Deshalb steht er ihm auch nach dem Abbruch einer kurativen Handlung durch palliative Maßnahmen gegen Schmerz, Angst und innere Unruhe bei. Er versucht, sein Sterben durch leidmindernde Maßnahmen zu erleichtern, respektiert jedoch die Grenze des Todes, die zu achten sein ärztliches Ethos verlangt.

Die Tötung auf Verlangen und das Sterbenlassen unterscheiden sich schließlich auch darin, wie sie die Menschenwürde des Sterbenden und die Unverfügbarkeit seines Lebens achten. Der Philosoph *Jan P. Beckmann* erläutert dies, indem er zwei Aspekte der Autonomie des Menschen unterscheidet. Ihre *essentielle* Seite liegt in der Selbstzweckhaftigkeit des Menschen, die als eine unverlierbare „Fundamentalausstattung" anzusehen ist, die ihm in jeder Lage und Erscheinungsweise zukommt. Dagegen bezeichnet die aktuelle Selbstbestimmung die *funktionale* Seite der Autonomie, die durch Krankheit und schweres Leiden eingeschränkt sein kann. Wichtig an dieser Unterscheidung ist, dass Autonomie als Verfasstheit der Person der jeweiligen Manifestation dieser Verfasstheit in der aktuellen Ausübung von Selbstbestimmung logisch vorangeht. „Denn daß der Mensch Würde, Freiheit und daher Autonomie im Sinn von Unverfügbarkeit und Selbstbestimmung besitzt, ist nicht von Alter, Fähigkeiten oder Leistungen noch von Umständen, Zeiträumen o. ä. abhängig, sondern einzig von seinem Menschsein, und zwar in allen seinen Formen und Stadien, vom vorgeburtlichen

Werden bis zum endgültigen Auseinanderbrechen seiner Einheit im Tod“ [55]. In ähnlicher Weise sieht *Annemarie Pieper* die personale Autonomie des Menschen als „unverlierbares Grundcharakteristikum“ und als „anthropologische Kategorie, (die) eine quasi-ontologische Bedeutung hat“ [56].

Die Unterscheidung zweier Seiten der menschlichen Autonomie – der fundamentalen Verfasstheit der Person und ihrer je aktuellen Manifestation in konkreter Selbstbestimmung – verdeutlicht nun, warum zwischen der Tötung auf Verlangen und dem Sterbenlassen ein moralisch bedeutsamer Unterschied besteht. Direktes Handlungsziel des Sterbenlassens ist die Bewahrung der Menschenwürde und die Achtung der unverlierbaren essentiellen Autonomie des Sterbenden, die bis zuletzt aufrechterhalten wird: „Man unterläßt alles, was den Sterbeprozeß in einer Weise verlängern könnte, welche im Widerspruch zum Willen und zur Würde des Sterbenden stünde; zugleich tut man alles, was diesen Prozeß erträglich macht“ [55]. Dagegen lassen sich ärztliche Tötungshandlungen auch dann nicht rechtfertigen, wenn sie auf das Verlangen des Patienten hin erfolgen. Das Tötungsverbot schützt nicht nur das physische Leben des Sterbenden, sondern auch die essentielle Seite seiner Autonomie, die in allen Phasen des Sterbeprozesses zu achten ist.

Der Versuch, die Tötung auf Verlangen durch den Wunsch des Sterbenden zu rechtfertigen, so dass die Tötungshandlung als Ausdruck des Respekts vor seiner Selbstbestimmung erscheint, erweist sich dagegen als widersprüchlich. Dieser Argumentation liegt ein unzureichendes Verständnis menschlicher Autonomie zugrunde, das sich ausschließlich an deren aktuelle Manifestation, d. h. an den Todeswunsch des Patienten hält, während die fundamentalere Bedeutung der Autonomie als unverlierbarer Verfasstheit der Person ausgeblendet wird. Die innere Widersprüchlichkeit der Euthanasie-Idee liegt darin, dass sie vorgibt, die Autonomie des Sterbenden zu achten, während diese in der Grundschicht ihrer Bedeutung zerstört wird. Der Gedanke der Tötung auf Verlangen setzt nämlich einen latenten Dualismus voraus, in dem die Achtung vor der aktuellen Selbstbestimmung des Sterbenden und die Achtung vor seiner konkreten Leiblichkeit, die doch Grundlage seiner essentiellen Autonomie ist, radikal auseinandertreten.

5. Ist die Suizidbeihilfe die bessere Alternative zur Tötung auf Verlangen?

Wenn zwischen der Tötung auf Verlangen und dem Sterbenlassen bei aussichtsloser medizinischer Prognose in der aufgezeigten Weise ein intrinsischer moralischer Unterschied besteht, stellt sich die Frage, auf welche Seite die ärztliche Suizidbeihilfe gehört, die von vielen Autoren als eine empfehlenswerte Variante gegenüber der aktiven Euthanasie oder als ein erster Teilschritt auf dem Weg zu ihrer Legalisierung angesehen wird. Ist der assistierte Suizid moralisch in die Nähe einer aktiven Tötungshandlung zu rücken, da der Beihilfeleistende die Selbsttötung des Suizidwilligen vorbereitet und ermöglicht? Welches Gewicht kommt dem Umstand zu, dass dieser den Suizid am Ende der Handlungskette selbst in Gang setzt, indem er den vom Arzt bereitgestellten Medikamenten-Cocktail zu sich nimmt oder durch Knopfdruck die todbringende Injektion auslöst, die ihm der Arzt angelegt hat?

Die Antwort ergibt sich aus dem Grundsatz, dass der physische Ablauf einer Handlung für ihre moralische Bewertung von untergeordneter Bedeutung ist. Entscheidend sind vielmehr, wie bei der Bewertung der Tötung auf Verlangen und des Sterbenlassens, die intentionale Struktur der Handlung und die kausale Rolle, die der Akteur, oder, wenn mehrere beim Aufbau der Handlung zusammenwirken, die Akteure dabei spielen. Beide Kriterien belegen, dass zwischen dem ärztlich assistierten Suizid und der Tötung auf Verlangen in moralischer Hinsicht kein intrinsischer Unterschied besteht, da der Arzt in die Suizidabsicht des Patienten einwilligt und die notwendigen Vorbereitungen trifft, die es diesem erst ermöglichen, den Suizid auszuführen. Da der an der Suizidhandlung mitwirkende Arzt die Intention des Suizidwilligen teilt und in die Vorbereitung der Suizidhandlung kausal so einbezogen ist, dass dieser sie ohne die Mitwirkung des Arztes überhaupt nicht vollziehen könnte, handelt es sich aufseiten des Arztes um eine *formelle* Mitwirkung, die moralisch dem Handeln des Hauptakteurs gleichzustellen ist. Wenn man daher der Auffassung anhängt, dass der Suizid selbst moralisch zu billigen ist, wird man dieses Urteil auch auf die Suizidbeihilfe übertragen. Es genügt jedoch nicht, dass der Beihilfe leistende Arzt den Entschluss des Suizidwilligen für wohlerwogen und ohne äußeren Druck zustande gekommen hält; er muss sich auch selbst ein Urteil darüber bilden, ob die Suizidhandlung ethisch gerechtfertigt ist oder nicht [57]. Sieht man in der Selbsttötung dagegen bei allem menschlichen Respekt, den man dem Suizidenten in seiner schwierigen Lage entgegenbringen muss, einen unzulässigen Versuch, ein definitives Urteil über den Wert oder Unwert des eigenen Lebens zu sprechen, so wird man auch die ärztliche Suizidbeihilfe nicht als wünschenswerte, moralisch gerechtfertigte Option ansehen. In diesem Fall ist die ärztliche Suizidbeihilfe wegen der gleichgerichteten Intention von Arzt und suizidwilligem Patienten und wegen der kausalen Beteiligung des Arztes an der Suizidhandlung selbst in ethischer Hinsicht der Tötung auf Verlangen gleichzustellen. Von dieser Prämisse gehen unter umgekehrtem Vorzeichen auch diejenigen aus, die beide Formen der Sterbeassistenz im Blick auf die autonome Selbstverfügung des Sterbenden für moralisch gerechtfertigt halten (vgl. *Bettina Schöne-Seifert* [58] und die dort zitierten Autoren *T.L. Beauchamp, M. Benjamin, D. Birnbacher* und *D.W. Brock*). Der Umstand, dass die Tatherrschaft bis zum Schluss beim Suizidenten verbleibt, kann zwar für den Arzt entlastend wirken; doch ist er eigenverantwortlich tätig in die Vorbereitung des Suizids einbezogen [57].

Unter den Befürwortern der Euthanasie-Idee, die in *moralischer* Hinsicht zwischen der Tötung auf Verlangen und der Suizidbeihilfe keinen Unterschied machen, sind einige jedoch der Ansicht, dass die ärztliche Suizidhilfe unter *pragmatischen* Aspekten gegenüber der Tötung auf Verlangen klare Vorzüge besitzt. Als solche werden genannt: Da ärztliche Suizidbeihilfe nur aufgrund der Willensbestimmung des Patienten und mit seiner Beteiligung möglich ist, sei eine Ausweitung analog zu nichtfreiwilligen ärztlichen Tötungshandlungen ausgeschlossen. Zudem liege die Zulassung ärztlicher Suizidbeihilfe auf einer Linie mit der generellen Bewertung des autonomen, nicht-depressiven Suizids durch die säkulare Gesellschaft, die diesen auch unter anderen Umständen toleriert. Ein weiterer Vorzug der ärztlichen Suizidbeihilfe wird darin gesehen, dass diese ohne eine Änderung des Strafrechtes eingeführt werden kann. Als Wege dazu kommen entweder eine einfache standesrechtliche Erklärung, dass sie dem ärztlichen Berufsethos nicht widerspreche, oder eine juristisch verbindliche Einschränkung der Garantenpflicht des Arztes in Frage [58].

Es ist Aufgabe des Arztes, schwere körperliche und psychische Leidenszustände mit allen Mitteln zu bekämpfen, die ihm das ärztliche Ethos erlaubt; dazu hat er vor allem die Möglichkeiten einer wirksamen Leidminderung durch palliativmedizinische Maßnahmen auszuschöpfen [59, 60]. In extremen Ausnahmefällen, in denen eine für den Patienten, seine Angehörigen und das medizinische Pflegepersonal schlechthin unzumutbare Situation auch durch verbesserte palliativmedizinische Versorgung nicht behoben werden kann, kommt unter Umständen auch eine sog. terminale Sedierung des Patienten in Betracht. Die Bereitstellung von Mitteln, die den Suizid ermöglichen oder die direkte Beteiligung an derartigen Handlungen sind dagegen mit dem ärztlichen Ethos unvereinbar. Wohl kann es im fortgeschrittenen Stadium einer schweren Krankheit Fälle geben, in denen der Arzt einem Suizidversuch des Patienten nicht mehr entgegentreten muss (etwa im Endstadium einer Tumorerkrankung); die bloße Hinnahme und Nichtbehinderung eines Suizidversuchs, den der Patient selbsttätig oder mit Hilfe anderer unternimmt, widerspricht der Garantenstellung des Arztes nicht [60]. Im ärztlichen Ethos oder in standesrechtlichen Vorschriften verankerte Regelungen zur ärztlichen Suizidbeihilfe würden hingegen dem irrtümlichen Eindruck Vorschub leisten, es handle sich dabei um Tätigkeiten, die zum Auftrag des Arztes gehören, dem Wohl des Patienten zu dienen, so dass er sich ihnen allenfalls durch die Berufung auf einen entgegenstehenden persönlichen Gewissenszwang entziehen könnte.

An dieser Stelle steht die geforderte Zulassung der ärztlichen Suizidbeihilfe vor demselben Widerspruch, der sich bei der Tötung auf Verlangen zeigte: Ihre Befürworter werden nicht müde, zu betonen, dass es beim ärztlich assistierten Suizid „um eine *ultima ratio* geht, die nicht empfohlen, sondern nur enttabuisiert und einer Gewissensentscheidung von Patienten und ihren Ärzten anheimgestellt würde“ [58]. Wenn die ärztliche Suizidhilfe im öffentlichen Bewusstsein anerkannt wird und Aufnahme in das Spektrum ärztlicher Tätigkeiten findet, ist jedoch nicht mehr ersichtlich, warum Ärzte und Patienten den gemeinsam geplanten Suizid nur als allerletzten Ausweg ansehen sollten. Der US-amerikanische Bioethiker *Daniel Callahan*, Mitbegründer und ehemaliger Präsident des Hastings-Center für Bioethik, gibt zu bedenken: „Wenn diese Möglichkeit als so menschlich geschildert wird, wird sie zu einer legitimen medizinischen Option. Menschen mit einer aussichtslosen Diagnose sehen sich dann einer Situation ausgesetzt, in der ihr Arzt darin nicht nur eine Möglichkeit, sondern sogar die naheliegendste, sensibelste und menschlichste Option sieht“ (zit. nach [61]).

Die Forderung, die Suizidbeihilfe als letzte Ausnahme in die Regeln des ärztlichen Berufsethos aufzunehmen, steht vor demselben Dilemma wie eine Legalisierung der Tötung auf Verlangen, die ebenfalls nur als *Ultima Ratio* in Betracht kommen soll. Eine Ausnahme muss eine Ausnahme bleiben und kann nicht zur Grundlage einer neuen moralischen Regel werden. Der Versuch, die Ausnahme zu regeln, kann der ungewollten Ausweitungstendenz der neuen Regel nicht entgehen, da es dann wiederum Ausnahmen zu dieser Regel geben wird, die einen weiteren Regelungsbedarf nach sich ziehen. Der Umstand, dass es gerechtfertigte Ausnahmen von einer moralischen Regel geben kann, stellt die Berechtigung dieser Regel keinesfalls in Frage. Im Gegenteil: Damit die Ausnahme als Ausnahme erkennbar ist und eine Ausnahme bleiben kann, muss die Akzeptanz der Regel vorausgesetzt werden.

Wird dagegen die Ausnahme als nach bestimmten Kriterien legale Möglichkeit anerkannt, verändert sich die Entscheidungssituation für alle Beteiligten. Warum sollen sie diese legale Möglichkeit nur in Extremfällen wählen, wo sie sich doch auch im Normalfall als humane Alternative, als Abkürzung eines langen, mühsamen und kostspieligen Weges empfiehlt? Die moralische Billigung der ärztlichen Suizidbeihilfe oder die empfehlende Feststellung, dass sie dem ärztlichen Ethos nicht widerspricht, erweitern das Handlungsspektrum des Arztes und die Wahlmöglichkeiten des Patienten nicht einfach nur um eine weitere Option, sondern sie verändert die Entscheidungsbasis von Grund auf: Allein das Wissen um *diese* Möglichkeit, die von vielen als naheliegend und wünschenswert betrachtet wird, führt dazu, dass sie auch in Fällen gewählt wird, die mit der ursprünglich als Ausnahme gedachten Extremlage nicht mehr vergleichbar sind.

Erst recht würde ein öffentliches Angebot organisierter Suizidhilfe Handlungen, die auf die Auslöschung der eigenen Existenz gerichtet sind, den Anschein von Normalität und allgemeiner Akzeptanz verleihen. Um dies zu vermeiden, kann eine Rechtsordnung, die auf die Hochschätzung vor dem Leben jedes einzelnen ihrer Bürger gegründet ist, die Beihilfe zur Selbsttötung nur als individuelle Gewissensentscheidung eines dem Suizidwilligen nahestehenden Menschen, nicht aber als unterstützendes Angebot von Sterbehilfe-Vereinen tolerieren. Jede darüber hinausgehende Bereitstellung, Erleichterung und Förderung von Möglichkeiten der Suizidbeihilfe würde das fatale Signal an Schwerkranke und Sterbende aussenden, die Gesellschaft lege ihnen ein freiwilliges, lautloses Abschiednehmen aus der Mitte der Lebenden nahe, bevor sie diesen zur Last zu fallen drohen. Selbst die an einen Arztvorbehalt gebundene Legitimation der Suizidhilfe kann diesem Dilemma nicht entrinnen. Wenn Ärzte in den Augen ihrer Patienten und unter deren Angehörigen als Anlaufstellen für den Wunsch nach assistiertem Suizid und als „Experten für den freiwilligen Tod“ gelten, würden sowohl die Suizidhandlung selbst wie die ermöglichende Beihilfe zu ihr durch das moralische Gütesiegel einer achtenswerten, gesellschaftlich geschätzten und verlässlich erwartbaren professionellen Tätigkeit geadelt. Dieses fatale Signal gegenüber den Sterbenden und der Gesellschaft sollte ein demokratischer Rechtsstaat, der auf die Achtung des Lebens aller seiner Bürgerinnen und Bürger gegründet ist, nicht geben.

Literatur

47. Schockenhoff E: Ethik des Lebens. Grundlagen und neue Herausforderungen. Freiburg: Herder 2009; S 534-560

48. Ricœur P: Das Selbst als ein anderer (Soi même comme un autre). München: Fink 1996; S 261

49. Schnell ME: Autonomie im Zeichen einer zweiten kopernikanischen Wende – eine Skizze der Position Paul Ricœurs. In: Illhardt FJ (Hrsg) Die ausgeblendete Seite der Autonomie. Kritik eines bioethischen Prinzips. Berlin: LIT-Verlag 2008; S 153-162

50. Keown J: Euthanasia. Ethics and Public Policy. An Argument Against Legislation. Cambridge: Cambridge University Press 2002; S 56 f

51. Zimmermann-Acklin M: Euthanasie. Eine theologisch-ethische Untersuchung. Freiburg: Universitätsverlag/Herder 1997; S 227-281

52. Birnbacher D: Tun und Unterlassen. Stuttgart: Reclam 1995; S 107

53. Schockenhoff E: Grundlegung der Ethik. Ein theologischer Entwurf. Freiburg: Herder 2007

54. Ricken F: Handeln und Unterlassen. In: Korff Beck L, Mikat P (Hrsg): Lexikon der Bioethik. Bd 2. Gütersloh: Gütersloher Verlagshaus 1998; S 198-201

55. Beckmann JP: Patientenverfügungen: Autonomie und Selbstbestimmung vor dem Hintergrund eines im Wandel begriffenen Arzt-Patient-Verhältnisses. Zeitschrift für medizinische Ethik 1998; 44: 143-156

56. Piper A: Autonomie. In: Korff Beck L, Mikat P (Hrsg): Lexikon der Bioethik. Bd 1. Gütersloh: Gütersloher Verlagshaus 1998; S 289-293

57. Ernst S, Brandecker Th: Beihilfe zum Suizid. Anfragen aus theologisch-ethischer Sicht. Zeitschrift für medizinische Ethik 2009; 55: 271-288

58. Schöne-Seifert B: Ist Assistenz zum Sterben unärztlich? In: Holderegger A (Hrsg): Das medizinisch assistierte Sterben. Zur Sterbehilfe aus medizinischer, ethischer, juristischer und theologischer Sicht. Freiburg: Universitätsverlag Freiburg 1999; S 98-119

59. Zimmermann-Acklin M: Dem Sterben zuvorkommen? Ethische Überlegungen zur Beihilfe zum Suizid. Zeitschrift für medizinische Ethik 2009; 55: 221-233

60. Borasio GD: Der assistierte Suizid aus palliativmedizinischer Sicht. Zeitschrift für medizinische Ethik 2009; 55: 235-242

61. Keenan JF: Fallstudien, Rhetorik und die amerikanische Debatte über die ärztliche Suizidbeihilfe. In: Holderegger A (Hrsg): Das medizinisch assistierte Sterben. Zur Sterbehilfe aus medizinischer, ethischer, juristischer und theologischer Sicht. Freiburg: Universitätsverlag Freiburg 1999; S 157-174

Eine theologische Betrachtung aus evangelisch-lutherischer Sicht

D. Horst Hirschler

Einen großen Teil seiner Lebens- und Glaubenserfahrungen hat Prof. Adams in diesem Buch untergebracht. Er ist praktizierender Arzt und Hochschullehrer mit der Fähigkeit, seine Erfahrungen hervorragend darstellen zu können. Dazu ist er ein römisch-katholischer Christenmensch, der aus seinem Glauben nicht nur kein Geheimnis macht, sondern ihn zusammen mit seinen Erfahrungen in helfender Absicht verständlich und lebensnah unter die Leute bringt. Der christliche Glaube wird als umfassende Lebenshilfe erfahrbar. Besonders in den Kapiteln, in denen es um die vielfältigen Aspekte des Sterbens geht, kann man als Leser gar nicht umhin, das künftige eigene Sterben intensiv mit zu reflektieren. Prof. Adams spart auch die gegenwärtigen Fehlentwicklungen – z. B. im Hinblick auf die von vielen Menschen geforderte Selbsttötungshilfe durch den Arzt in einer ausweglos erscheinenden Situation – nicht aus. Seine positiven Erfahrungen mit Sterbenden oder totkranken Menschen sind schlicht einleuchtend.

Nun ist es ziemlich einmalig, dass ein an einer Medizinischen Hochschule praktizierender und lehrender Leitender Arzt seinen persönlichen Glauben so rückhaltlos als ‚Sauerteig' seines praktischen Alltags darstellt. Dabei sind die zusätzlich in besonderer Weise hervorgehobenen biblischen und literarischen Zitate eine Fundgrube an christlicher Lebensdeutung. Es ist auch verständlich, dass solche persönlichen, in die Tiefe gehenden Erfahrungen eines Christenmenschen ohne ihre klare konfessionelle Ausprägung nicht zu haben sind. Insofern ist es ein richtig römisch-katholisches, aber doch durch viele evangelische Zitate und Anklänge allgemein christliches, hilfreiches Lehrbuch geworden. Es ist imponierend, wie viele der mit dem Arztberuf zusammenhängenden ethisch-religiösen Fragen der Autor anspricht.

Als evangelisch-lutherischer Theologiestudent habe ich im Jahr 1956 in Tübingen zum ersten Mal eine Luther-Vorlesung bei Prof. Hans Rückert mit großem Gewinn besucht, mich auch zu seinem Luther-Seminar angemeldet und gleichzeitig mit einem Freund eine

Vorlesung bei dem katholischen Dogmatiker Prof. Heinrich Fries belegt. Wir wollten wissen, wie die katholische Ausgabe des christlichen Glaubens wissenschaftlich dargestellt wird. In den folgenden Jahrzehnten habe ich immer wieder die Gelegenheit wahrgenommen, mich in die römisch-katholische Ausgabe des christlichen Glaubens hineinzudenken. Ich habe im Jahr 1999 als Vizepräsident des Lutherischen Weltbundes die aus langen Verhandlungen mit dem Vatikan hervorgegangene „Gemeinsame Erklärung zur Rechtfertigungslehre" intensiv begleitet. Von daher ist es vielleicht verständlich, dass ich unsere katholischen Glaubensbrüder immer neu aus einer bewusst lutherischen Sicht kritisch begleite. Andererseits nehme ich als Abt des lutherischen, ehemaligen Zisterzienserklosters Loccum auf Einladung des Zisterzienserordens mit Vergnügen seit dem Jahre 2000 als Gast an den alle fünf Jahre in Rom stattfindenden Generalkapiteln des Ordens teil.

Wie gehe ich, von Martin Luthers Glaubensverständnis geprägt, mit dem Sterben, dem Leid, der Krankheit und dem Tod und der Hoffnung auf das Ewige Leben um?

Wir haben evangelisch keinen Heiligen-Himmel und akzeptieren keine Himmelskönigin, die man anrufen könnte. Luther hat uns aufgrund des biblischen Zeugnisses den Direktzugang zu Christus aufgewiesen. Wir beten allein zu dem Gott, den wir durch Jesus Christus erfahren.

Leid, Krankheit, Tod und Sterben sind unfreundliche Hausbesuche des Schicksals, also des allmächtigen Gottes, auch wenn sie – wie man so sagt – zum Leben gehören. Es ist das oft unverständliche, schicksalhafte Handeln eines unbegreifbaren Gottes. Auch wenn ich danach vielleicht mit Hängen und Würgen noch einmal glücklich davon komme, verbindet sich mit dem „Gott sei Dank" eigentlich immer die Erfahrung der Unerklärbarkeit meines Lebensverlaufs. Auch wenn ich nachträglich versuche, meinen Weg als Gottes freundliche Fügung zu begreifen, so kann doch der nächste Schicksalsschlag das alles wieder infrage stellen. Luther spricht angesichts dieser von uns oft verdrängten Erfahrungen vom *deus absconditus*, von dem in seinem Wesen und Willen verborgenen Gott. Wenn mich das widrige Geschick anfällt, weiß ich nicht, was es bedeuten soll. Ich schreie zu Gott: „Was tust du mir an? Warum muss das sein?" – aber ich erhalte keine Antwort. Unweigerlich schleicht sich mir der Verdacht ein: Vielleicht gibt's ihn gar nicht.

Luther empfiehlt: Gib dich nicht zu lange der Betrachtung des verborgenen Gottes hin. Wenn du die Geschichte betrachtest, die Schicksale der Menschen, auch vielleicht dein eigenes, dann bleibt dir Vieles total unbegreiflich. „Bist du tot, Gott?" – ruft Luther in seiner Angst vor seinem zweiten Auftritt vor dem Reichstag zu Worms in der Nacht zum 18. April 1521 im Gebet. Um dann selbst die Antwort zu geben: „Nein, du kannst ja nicht sterben, du verbirgst dich nur." Mancher verliert angesichts schrecklicher Erlebnisse seinen Glauben. Andere haben ihn gerade da gefunden.

„Mein Gott, mein Gott, warum hast du mich verlassen?" schreit der sterbende Jesus am Kreuz. Es ist heutzutage nicht mehr üblich, die unbegreifliche Wirklichkeit Gottes zu thematisieren. Gott soll immer nur der liebe Gott sein, einer, der nur Streicheleinheiten verteilt. Aber dadurch wird das Reden von Gott wirklichkeitsfremd, denn zu unserer Welt gehören das Erschreckende, die Krankheit, das Sterben und der Tod.

Luther sagt, lass den *deus absconditus* links liegen, du wirst sonst verrückt. Flüchte vielmehr ganz entschlossen zum *deus revelatus*, zu dem in Jesus Christus offenbaren Gott. Da hast du die ganze Wahrheit. In dem Geschick Jesu von Nazareth wird unsere gesamte menschliche Wirklichkeit aufgenommen und ertragbar. Der *deus absconditus* wird nicht einfach unter die Bank geschoben. Er ist in dem am Kreuz sterbenden und schreienden Jesus mit Händen zu greifen. Und wenn dir's dreckig geht, stell dich unter das Kreuz. Da bist du in guter Gesellschaft. Aber vergiss Ostern nicht! Auf unserem alten Zisterzienserkreuz in Loccum haben sie um das Jahr 1240 ein goldenes Band um den Gekreuzigten gemalt. Gold ist damals das Zeichen der Anwesenheit Gottes. Dieses goldene Band sagt: Ja, es gibt die Situation der tiefen Verzweiflung, dass ich Gottes Nähe nicht mehr spüre – wie Jesus am Kreuz. Aber denk dran, die Jünger haben Karfreitag und Karsamstag auch gedacht, Gott habe Jesus verlassen – und dann haben sie durch die Erscheinungen des Auferstandenen begreifen dürfen: Auch wenn Jesus Christus sich am Kreuz verlassen gefühlt hat, Gott hat ihn nicht verlassen. Gott verlässt uns nie. Das Kreuz im österlichen Licht ist die einzige, unsere schwierige Welt wirklich ernstnehmende Botschaft. Sie lautet: Deine Misere ist ein Teil des Weges Gottes in dieser Welt mit dir. Auch wenn du es nie begreifst. Denk nicht, dass du von Gott je verlassen seist. Er hält dich in seinen Händen im Leben, in Krankheit und im Tod. Nimm daraus deine Lebenszuversicht in guten wie in bösen Tagen.

Was also wäre der Halt eines Christenmenschen evangelisch-lutherischer Ausgabe in all den Situationen, die Prof. Adams wunderbar dargestellt hat? Es wäre die tiefe Zuversicht, dass mich weder Gegenwärtiges noch Zukünftiges, weder Hohes noch Tiefes, weder Tod noch Leben von der Liebe Gottes trennen kann, die in Jesus Christus erschienen ist (Römer 8, 38f). In dieser Zuversicht denke ich, rede und – besonders – bete ich und versuche, das menschenmögliche Gute zu tun, weiß jedoch zutiefst, dass ich aus Kleinglauben oder aus meiner Gottverlorenheit immer neu daneben trete und greife, weiß, dass ich der Sünder bleibe, der nur aus der Vergebung Gottes in Christus leben kann.

Ob dieser Glaubensgrund trägt, muss sich alltäglich zeigen. Martin Luthers Grundsatz ‚es gibt nur den verlorenen Menschen und den rettenden Gott' mit seinem äußerst skeptischen Menschenbild bewahrt uns davor, sich Illusionen über die Menschen und sich selbst zu machen. Wir sind immer solche, die aus der Angst um sich selbst leben und die innere Prägung durch den Glauben verlieren. Deshalb sind die Glaubensschwachen oder die Glaubenslosen nach christlichem Verständnis Gott genau so nah und fern wie die ganz Frommen. Das gibt uns eine große Freiheit im Umgang mit anderen Menschen. Wir bedürfen alle des Zuspruchs von Lebenszuversicht aus dem Glauben und keiner steht dadurch, dass er in das kirchliche Leben oder die christlichen Gewohnheiten des Gebets, des Bibellesens und des vor Gott zu verantwortenden Lebens stärker eingebunden ist als andere, über ihnen.

Ein Erlebnis: Der Mann hatte Zungenkrebs und man sah auch äußerlich, dass er daran ziemlich elend zugrunde gehen würde. Die Pastorin bemühte sich, in Gesprächen ihm und seiner Familie dennoch Lebenszuversicht und vor allem Gottvertrauen für die letzte Zeit seines Lebens und darüber hinaus zuzusprechen. Sie hatte das Gefühl, bei ihm auf Granit zu beißen. Er bestand im Wesentlichen aus Angst. Er traute den Ärzten nicht zu, dass sie ihn bis zum Ende schmerzfrei halten könnten. Er fürchtete zu ersticken und malte sich dieses in alptraumhaften Vorstellungen aus. Dadurch war er innerlich ganz hart geworden. Er war wild entschlossen, sich in der Schweiz den Giftbecher zu holen. Die Ehefrau und die erwachsenen Kinder waren für die Besuche der Pastorin und die Gespräche sehr dankbar. Sie halfen ihnen, obwohl sie mit dem Glauben bislang nicht viel anfangen konnten, sichtlich. Immer wieder versuchten die Ehefrau und die Kinder sowie die Pastorin auf den Kranken einzuwirken. Er war nicht davon abzubringen. Allerdings blieb seine Bereitschaft, mit der Pastorin grundsätzliche Gespräche zu führen, erhalten. Er ließ sich schließlich von seiner Frau in die Schweiz fahren und nahm in ihrer Gegenwart den tödlichen Trunk ein. Sie musste es hinnehmen. Die Pastorin wie der Arzt waren tief betrübt, dass dieser Sterbenskranke sich nicht mit Gottvertrauen in seinen schweren Weg hineinfinden konnte, und dass ihm das Vertrauen zu einer schmerzlindernden, medizinischen Hilfe völlig abging.

Allerdings wussten sie, zu unserem Glauben gehört es, dass der Mensch die Freiheit auch zu seinen falschen Wegen hat. Um einem Sterbenden zu einer den Tod in innerer Gelassenheit erwartenden Glaubenszuversicht zu verhelfen, haben wir nur die schwache Kraft des geistlichen Zuspruchs. Nicht umsonst sagen wir, dass der Geist Gottes das Vehikel des Wortes nutzen muss, sonst bleibt es erfolglos. Wir haben das nicht in der Hand. Aber die verständnisvolle Begleitung, die Worte und Bilder des Glaubens sind nicht ohne Wert, auch bei solchem Ausgang.

Das ärztliche Können, die medizinische Wissenschaft leisten heute Erstaunliches, um den Tod noch eine Weile hinauszuschieben und ihn fast schmerzlos zu halten. Wie wir mit Kranken und besonders Sterbenden umgehen sollten, ist von Prof. Adams hervorragend beschrieben. Hilft es denen, wenn sie merken, dass der Arzt oder der Seelsorger auf der einen Seite eine feste Glaubenszuversicht haben möchten, dass sie auf der anderen Seite aber auch nicht frei sind von Selbstzweifel, oder gar Gotteszweifel? Ich bin überzeugt, dass es gut ist, wenn der Sterbende spürt, dass seine Ängste, seine Zweifel, vielleicht sogar Verzweiflungen über sein Leben und sein Ende erlaubt sind. Dass es eine liebevolle Aufgeschlossenheit für ihn als einmaligen Menschen mit seiner Zuversicht und mit seinen Ängsten gibt.

Ich saß am Sterbebett eines über 90-jährigen ehemaligen Lehrers und wir sprachen über unsere Verlegenheit angesichts der Frage, was nach dem Tode kommt. Er hatte es sich zurechtgelegt, dass es eine gewisse Unvergänglichkeit seines Lebens im Hineingleiten in die Ewigkeit des Kosmos gibt und war in diesem Gefühl schon ziemlich zu Hause. Ich versuchte zu sagen, dass jenes Person-Sein, das uns Menschen auszeichnet, doch im Gebet und in der Gottesanrufung sich immer neu ein personales, ein ansprechbares Gegenüber, eben Gott, vor Augen stellen muss. Ich möchte in Gottes, mir durch Jesus Christus bewusst gewordene, liebevolle Hände hineinsterben. Ich bin, sagte ich, überzeugt, wir werden als Person nie vergessen werden, sondern bleiben ewig beheimatet in Gott.

Er sagte. „Wie schön Sie das ausdrücken können. Aber schauen Sie, ich bin ein Leben lang Naturwissenschaftler gewesen. Ich möchte mir vorstellen, dass ich in diesen gnädigen Kosmos, der mich einst aus sich heraus geboren hat, nun mit allem, was ich war und jetzt nur noch kümmerlich bin, dass ich in diesen freundlichen Kosmos hinein versinke und alles wieder zurückgebe." Es war seine Weise der Hoffnung. Der Kosmos war ihm eine Art Gottersatz geworden. Da er mein Hoffnungsbild von der ewigen Beheimatung in Gott freundlich gehört hatte, ließ ich ihn nun bei seinem gnädigen Kosmos.

Martin Luther hat im Jahr 1519 „Eyn sermon von der bereytung zum Sterben" [62] – „Die Bereitung zum Sterben" – geschrieben, den Bestseller des 16. Jahrhunderts (Tafel 44).

Christus ist nichts als lauter Leben.
Je tiefer und fester du dies Bild
in dich hineinbildest und ansiehst,
desto mehr fällt das Todesbild ab.
Der Gnade Bild ist nichts anderes
als Christus am Kreuz.
So ist Christus
des Lebens und der Gnade Bild
gegen des Todes und der Sünde Bild.
Darum sieh Christus an,
der um deinetwillen
von Gott ist verlassen gewesen
als einer, der verdammt sei ewiglich für dich,
da er sprach am Kreuz:
Mein Gott, mein Gott,
warum hast du mich verlassen?
Siehe, in dem Bilde ist überwunden deine Hölle,
und deine ungewisse Zukunft gewiss gemacht.
Lass dir das nur nicht aus den Augen nehmen,
und suche dich nur in Christus
und nicht in dir,
so wirst du dich ewig in ihm finden.

Tafel 44: Nach „Eyn sermon von der bereytung zum Sterben" [62] – „Die Bereitung zum Sterben" – von Martin Luther (1483 - 1546).

Das ist für mich die entscheidende Aussage. Ich finde sie in der Sache in diesem Buch auf Schritt und Tritt – besonders auch in den biblischen Zitaten – und bin dankbar dafür.

Literatur

62. Luther M: Eyn sermon von der bereytung zum sterben. Nürnberg: Gutknecht 1519. http://reader.digitale-sammlungen.de/de/fs1/object/display/bsb10910858_00005.html (am 01.03.2015)

Sterbehilfe aus jüdischer Sicht

Jonah Sievers

Halachische Grundlagen

Es ist eine bekannte Tatsache, dass es innerhalb des Judentums verschiedene Strömungen der Halacha – des jüdischen Rechts – gibt, die in vielen Dingen auch zu unterschiedlichen Positionen kommen. Im Bereich der Bioethik jedoch gibt es jedoch eine große Übereinstimmung, so dass ich mir anmaße, hier von einer jüdischen Sicht zu sprechen, die von vielen über die verschiedenen Strömungen hinweg geteilt wird.

Die hohe und ungeteilte Wertigkeit des menschlichen Lebens spiegelt sich in dem bekannten Diktum wieder, dass, wer ein Leben gerettet hat, die ganze Welt rettet, wer dagegen ein Leben zerstört hat, die ganze Welt zerstört. Der Minchat Chinuch schreibt [63]:

„Selbst wenn der Prophet Elijahu kommen und uns sagen würde, dass ein Mensch nur noch eine Stunde oder einen Moment zu leben hätte, so unterscheidet die Torah nicht zwischen jemandem, der ein Kind ermordet, das noch viele Jahre leben wird, oder einen Hundertjährigen. Man ist in jedem Fall schuldig."

Diese Position spiegelt natürlich auch den halachischen Status einer todkranken Person wieder. Eine dem Tod geweihte Person wird als *Goses* bezeichnet. Wann dieser Zustand einsetzt, ist unter den halachischen Autoritäten umstritten. Einer Meinung nach setzt diese Phase 72 Stunden vor dem Tod des Menschen ein. Dieses Beispiel allein zeigt schon, warum dieses Konzept von einigen Wenigen kritisiert wird. Die Kritiker führen an, dass das Konzept des *Goses* nicht die medizinische Realität unserer Tage widerspiegelt. Heute kann sich der Sterbeprozess – auch auf Grund der sog. Apparatemedizin – über einen sehr langen Zeitraum erstrecken, oder es können Personen für lange Zeit am Leben erhalten werden, die früher einfach gestorben wären.

Es wird daher vorgeschlagen, sterbenskranke Personen unter der Kategorie *terejfa* zu erfassen. Dies, so einer der Verfechter dieser

Position, hat den Vorteil, dass man, sollte man den Tod einer todkranken Person herbeiführen, nicht mehr des Mordes schuldig ist. Denn nach jüdischem Strafrecht ist eine Person nicht mehr mit der Todesstrafe zu belegen, wenn sich herausstellt, dass diese Person sowieso in kürzester Zeit gestorben wäre. Die Adaption einer solchen Kategorisierung würde bedeuten, dass man bei der noch zu besprechenden Frage, ob man z. B. die Beatmung unter gewissen Umständen abstellen kann, eher zu einer bejahenden Antwort kommen würde. Diese Meinung wird aber von den allermeisten halachischen Autoritäten nicht geteilt. Es gilt deshalb, dass, bevor eine Person ein *Goses* wird, diese wie jede andere Person zu behandeln ist. Und selbst für den *Goses* findet sich folgende autoritative Position im Schulchan Aruch, Jore Dea 339:1:

„Ein Goses ist in jeder Hinsicht wie eine lebende Person zu behandeln. Jemand, der die Augen eines Goses schließt, der im Begriff ist zu sterben, hat Blut vergossen."

Auch wenn sich alle über den unbegrenzten Wert geborenen menschlichen Lebens einig sind, stellt sich die Frage, ob jedes Leben verlängert werden muss. Die Gemara im babylonischen Talmud Traktat Joma 85a diskutiert den Fall, wie man sich zu verhalten hat, wenn man eine Person unter einem Steinhaufen am Schabbat findet und es zweifelhaft ist, ob die Person noch am Leben ist, oder nur noch eine kurze Zeit zu leben hat. Die herrschende Meinung ist, dass man den Schabbat auch für eine *chaje scha'a,* also wenn offenkundig ist, dass die Person nur noch einen kurzen Augenblick leben wird, brechen kann.

Einige Autoritäten leiten aus dieser Talmudpassage die Pflicht ab, jedes Leben, unter allen Umständen zu verlängern. Aber um es gleich vorwegzunehmen, es handelt sich hierbei nicht um eine Mehrheitsmeinung. Hat der Patient also eine andere Möglichkeit?

Diese Frage leitet direkt zu einem anderen wichtigen Aspekt über, in dem sich die traditionelle Halacha und die moderne Medizinethik auf den ersten Blick unterscheiden. Ein Grundpfeiler moderner Medizinethik ist die Annahme der Autonomie des Patienten – der Patient sei Herr über seinen eigenen Körper und könne damit auch über sein eigenes Leben bestimmen. Folgerichtig ist die versuchte Selbsttötung auch kein Straftatbestand mehr. Was für den säkularen Rechtsstaat richtig ist, muss aber nicht für das religiöse Recht, in unserem Fall für die Halacha, gelten.

Nach traditioneller halachischer Vorstellung ist der Mensch nicht Eigentümer seines Körpers und Lebens, sondern bestenfalls Besitzer desselben. Eigentlich obliegt ihm lediglich, den ihm anvertrauten Körper und das damit verbundene Leben zu hegen und zu pflegen. In dieser Bewertung sind sich auch die unterschiedlichen Religionen einig.

Es ist deshalb verständlich, warum die vorsätzliche Selbsttötung aus religiöser Sicht einen Tabubruch darstellt, der dazu führt, dass solchen Personen in der Vergangenheit ein rituelles Begräbnis verweigert wurde. Es sei nur der Vollständigkeit halber darauf hingewiesen, dass so etwas meines Wissens heute nur sehr schwer vorstellbar wäre. Das liegt auch daran, dass die halachischen Voraussetzungen für eine vorsätzliche Selbsttötung sehr hoch sind. Darüber hinaus würde ich von der Fiktion ausgehen, dass jemand, der den Tod dem Leben vorzieht, immer aus einer seelischen Notlage heraus agiert. Dieses träfe meiner Meinung nach selbst auf diejenigen zu, die sich mittels der Hilfe von Sterbehilfeorganisationen selbst töten.

Ich möchte hinzufügen, dass es in der jüdischen Geschichte durchaus von der Tradition (im Nachhinein) sanktionierte Selbsttötungen gab. So sei an den Selbstmord der Zeloten auf Massada hingewiesen, die sich lieber selbst töteten, als in die Hände der Römer zu fallen. Gleiches gilt für viele Juden während der Kreuzzüge, die sich lieber umbrachten, als durch das Schwert der Kreuzfahrer zu sterben. Es ist aber sofort ersichtlich, dass es sich bei den genannten historischen Ereignissen um Extremsituationen handelt, die nicht auf unsere Diskussion angewendet werden können.

Wenn bisher der Eindruck erweckt wurde, dass der Patient im Rahmen der Halacha keine Entscheidungsmöglichkeit hat, so ist dies nicht ganz zutreffend. Andererseits billigt auch die heutige Zivilgesellschaft der Autonomie des Individuums keine uneingeschränkte Freiheit zu. Wenn dem nicht so wäre, gäbe es keine Diskussion um die Frage der Rechtmäßigkeit von Vereinen wie „Dignitas“. Auch im Bereich der Halacha gibt es sehr wohl Bereiche, in denen der Patient weitreichende Entscheidungen treffen kann. Denn die Frage, ob Leben unter allen Umständen verlängert werden muss, ist, wie bereits angedeutet, nicht unwidersprochen. So beschreibt Jaakov Reicher im Shewut Jaakov bereits im 18. Jahrhundert einen Fall, in dem eine Person mit Sicherheit in ein oder zwei Tagen sterben wird, die Ärzte aber sagen, dass es noch eine Operationsmöglichkeit gibt, die aber so gefährlich ist, dass sie auch zum Tod führen kann. Hier entscheidet Reischer, dass man, auch wenn es Zweifel gibt, diese unsichere Prozedur wählen kann, sie aber nicht wählen muss. Dieses gilt insbesondere dann, wenn die letzten Tage durch Schmerzen geprägt sind. Zwar gibt es Quellen, die den Schmerzen auch etwas Positives abgewinnen können, indem diese als Teil der Sühne des Sterbenskranken gesehen werden – diese Position wird aber von der Mehrheit der Rabbiner nicht geteilt.

An dieser Stelle sollen zwei weitere wichtige Quellen eingeführt werden. Die erste ist eine Fortsetzung der Passage im Schulchan Aruch, Jore Dea § 339:1. Moses Isserlis führt aus:

„Es ist auch verboten, sein Sterben zu beschleunigen, es ist zum Beispiel verboten, wenn sich der Sterbeprozess hinzieht, das Kissen unter ihm hervorzuholen, weil gesagt wird, dass die Federn eines bestimmten Geflügels eine Verlängerung des Sterbeprozesses bewirken. Gleichfalls darf man ihn nicht bewegen. Es ist verboten die Schlüssel der Synagoge unter seinen Kopf zu legen, auf dass er sterben möge. Wenn es aber eine externe Ursache gibt, die das Sterben verhindert, wenn sich zum Beispiel in der Nähe ein lautes Geräusch befindet, zum Beispiel durch einen Holzfäller oder wenn sich ein Stück Salz auf der Zunge befindet und dieses das Sterben verhindert, so darf man diese Hindernisse beseitigen, denn es handelt sich hierbei um keine aktive Handlung, sondern nur um die Beseitigung eines Hindernisses."

In dieser Quelle wird der Grundsatz festgeschrieben, dass passive Sterbehilfe, also das Beseitigen von Hindernissen, die das Sterben behindern, zulässig sein kann. Es stellt sich natürlich die Frage, was man genau unter der Entfernung eines Sterbehindernisses zu verstehen hat. Die Rabbiner weisen auf einen Widerspruch in Isserlis Aussage hin. Wieso ist es erlaubt, das Salz von der Zunge eines Sterbenden zu entfernen, aber das Entfernen eines Kissens, auf dem der Sterbende liegt, soll verboten sein? Einige erklären, dass der Unterschied in der Frage liegt, ob ich den Kranken in irgendeiner Weise berühren muss. Dieses Problem wird besonders virulent bei dem noch zu diskutierenden Aspekt, ob man Beatmung und Ernährung einem Patienten vorenthalten oder gar abstellen darf.

Weniger umstritten scheint meiner Ansicht nach jedoch zu sein, dass man Leben unter Schmerzen nicht verlängern muss. Einige Rabbiner, so Moshe Feinstein in Iggrot Mosche [64], sind sogar der Meinung, dass es in einem solchen Fall verboten wäre, das Leben und somit das Leiden zu verlängern, da dies dann eine Behinderung des Sterbens wäre.

Als Grundlage für die Entscheidung, die im Schulchan Aruch kodifiziert wurde, wäre u. a. folgende berühmte Geschichte von Rabbi Jehudah Hanassi zu erwähnen. Diese Aggada findet sich im babylonischen Talmud Kettubot 104a:

„Am Tage, an dem Rabbi starb, ordneten die Rabbanan ein Fasten an und flehten um Erbarmen. Sie bestimmten: wer da sagt, Rabbi sei verschieden, werde mit einem Schwerte niedergestochen. Die Magd Rabbis stieg auf den Söller und sprach. Die droben verlangen nach Rabbi, und die hier unten verlangen nach Rabbi; möge es dein Wille sein, dass die hier unten die droben besiegen. Als sie aber sah, wie oft er den Abort aufsuchte und sich damit abquälte, die Tephillin ab- und anzulegen, sprach sie: ‚Möge es dein Wille sein, dass die droben die hier unten besiegen.' Da aber die Rabbanan nicht aufgehört hatten zu beten, nahm sie einen Krug und warf ihn vom Söller hinab; sie stockten, und die Seele Rabbis kehrte zur Ruhe ein."

Im übertragenen Sinn ist hier das Gebet der Rabbiner, die damit den Tod Rabbis verhindern wollen, mit Therapien gleichzusetzen, die das Leben nur noch – und in diesem Fall unter schwerem Leid – verlängern. In diesem Fall gibt es keine Verpflichtung, eine solche Therapie einzuleiten. Es besteht also keine Pflicht, die fünfte Chemotherapie einzuleiten, wenn man genau weiß, dass keine Heilung mehr zu erwarten ist. Gleichzeitig würden auch die meisten Gelehrten zustimmen, solche Maßnahmen abzubrechen. In Bezug auf Sterbende mit starken Schmerzen geht die Mehrheit der Autoritäten davon aus, dass man Opioide so hoch dosieren darf, bis der Patient schmerzfrei ist. Dies gilt selbst dann, wenn zu befürchten ist, dass sich hierdurch das Leben der betreffenden Person verkürzen würde. Das Wesentliche bei dieser Entscheidung, die man ja auch mit Hinweis auf die lebensverkürzende Wirkung durchaus als aktive Tat oder aktive Sterbehilfe charakterisieren könnte, ist die Intention, Leid zu lindern und nicht den Tod schneller herbeizuführen.

In diesen Zusammenhang gehört auch die Frage, ob eine todkranke Person in jedem Fall wiederbelebt werden muss. Der israelische Arzt Prof. Abraham Sofer Abraham stellt drei Bedingungen dafür, einen Kranken nicht wieder zu beleben: 1. Er ist sterbenskrank, 2. die Person leidet sehr schwer (physisch oder mental) und 3. die Wiederbelebung würde das Leben nur um einen kurze Weile verlängern. Zu diesem letzten Punkt schlagen einige vor, dass man als Anhaltspunkt ein Jahr wählen sollte – die Person sollte also zumindest eine Lebenserwartung von einem Jahr haben.

Wie schon angedeutet gibt es bezüglich der Frage, ob auch Beatmung und Ernährung initiiert werden müssen oder, falls bereits eingeleitet, abgebrochen werden dürfen, mehrere Meinungen. Grundsätzlich gehen die meisten orthodoxen Autoritäten davon aus, dass alles, was zu den menschlichen Grundbedürfnissen gehört, dem Sterbenskranken verabreicht werden muss. Hierzu gehören auf jeden Fall Nahrung, Flüssigkeit und Sauerstoffversorgung. Manche gehen soweit zu sagen, dass man dies einem Patienten auch gegen seinen Willen zuführen muss. Gleiches gilt für die Verabreichung von Antibiotika und von Insulin. Allerdings gibt es Rabbiner, die sagen, dass man eine Person nicht unter allen Umständen an ein Beatmungsgerät anschließen muss. Auch sind einige der Meinung, dass man einen Patienten bei einem erforderlichen Schlauchwechsel nicht wieder anschließen und weiter beatmen muss. Es gibt aber unter den orthodoxen Rabbinern mit dem ehemaligen sephardischen Oberrabbiner von Tel Aviv Chajim David Halevi auch eine Ausnahme, der in Bezug auf künstliche Beatmung der Meinung ist, dass man diese – sollte sie sich als Sterbehindernis erweisen – abstellen darf.

Unter den nicht-orthodoxen Rabbinern gibt es einige, die eher dazu bereit sind, lebensverlängernde Maßnahmen zu beenden. So argumentiert der konservative Rabbiner Dorff zum Beispiel, dass, sobald Nahrung etc. künstlich zugeführt werden muss, es sich nicht mehr um einen natürlichen Vorgang handelt. Wenn eine Person kein Essen mehr verdauen kann und über eine Sonde ernährt werden muss, so sei dies kein natürlicher Vorgang mehr; er qualifiziert solche Maßnahmen als Medikation. So wie man keine Therapien mehr einsetzen muss, wenn diese nur das Leid verlängern, kann man auch in diesem Fall lebensverlängernde Maßnahmen beenden.

Alles oben Gesagte gilt für den Patienten unabhängig davon, ob er nun bei Bewusstsein ist oder nicht.

Persönliche Abwägung

Ich habe mich bisher auf eine Darstellung der verschiedenen Meinungen beschränkt, möchte aber auch meine persönliche Position darlegen. Meine Ausführungen stehen selbstverständlich unter dem Vorbehalt, dass es sich bei dieser Art Fragen immer um eine Einzelfallentscheidung handelt – meine Position kann also nur als ungefähre Richtschnur dienen.

Wie aber soll man unter all den halachischen Möglichkeiten auswählen? Zum einen hängt die Auswahl der Quellen wesentlich damit zusammen, wie sehr man meint, Leben verlängern zu müssen – um somit seiner Pflicht, Gottes Eigentum zu bewahren, nachzukommen. Dieses Beispiel zeigt deutlich, dass die jüdische Rechtswissenschaft jedweder Couleur nicht einer Naturwissenschaft gleicht, die von objektiven Tatsachen ausgeht und dann aus dieser logische Schlussfolgerungen zieht. Im Recht – und die Halacha unterscheidet sich da nicht – kommt es eben auch auf eine Metaebene an. In diesem Zusammenhang möchte ich eine längere Passage des Naturwissenschaftlers und Philosophen Yeshajahu Leibowitz zitieren. Seine Aussagen beziehen sich auf eine Situation, in der eine Person nicht mehr für sich selbst entscheiden kann. Dennoch glaube ich, dass sie uns für alle hier diskutierten Fragen Richtschnur sein kann und sein soll. Prof. Yeshayahu Leibowitz schrieb (zit. nach [65]):

Wenn man von Gnadentod (mercy killing) spricht, muss man fragen: „Gnadenvoll für wen?“ Ein menschliches Wesen, das sich in einem vegetativen Zustand befindet, wird eine Belastung für alle um ihn herum. Es macht keinen Sinn zu sagen, dass wir dem komatösen Pati-

enten gegenüber gnadenvoll sind, indem wir uns erlauben, sein Leben zu beenden, da er ja bewusstlos ist.

Es gibt jedoch keinen Zweifel darüber, dass wir Erbarmen mit uns selbst haben, wenn wir uns von der emotionalen und physischen Bürde befreien, die uns die fortgesetzte Pflege eines komatösen Patienten aufbürdet. Hier liegt die Gefahr für unsere Entscheidung. Wenn wir unsere fundamentale Annahme, dass es falsch ist, Leben zu nehmen, wenn wir Gründe finden, die es rechtfertigen, menschliches Leben unter gewissen Umständen zu nehmen, dann wissen wir, welche Resultate wir zu erwarten haben. Es wird vielen Menschen sehr schnell klar werden, dass die Welt voll mit Personen ist, deren Eliminierung ein Akt der Gnade wäre. Das Vortäuschen der Tatsache, dass man gnadenvoll mit diesen leidenden Personen umgeht, deckt sich mit dem Impuls, gegenüber sich selbst gnadenvoll zu sein. Sie werden diejenigen eliminieren, deren Existenz sie verstörend finden. Deshalb sage ich, dass selbst in Situationen, in denen es unsere Reaktion ist, auf Leid zu sagen: „Der Tod ist besser als das Leben", in diesem Fall sollten wir nicht auf unsere Emotionen hören. Unsere menschliche Existenz hängt an dem Verbot, Leben zu nehmen. Der Himmel möge es verhüten, dass wir das Konzept des „lebensunwerten Leben" adaptieren. Hitler bestimmte, dass bestimmtes Leben „lebensunwert" war und ermordete 70.000 geistig behinderte Patienten und andere Unheilbare, weil ihr Leben wertlos war und sie nichts zur Gesellschaft beitrugen. Hitler dachte, dass, wer immer diese Kreaturen vom Leben befreite und die Gesellschaft davon befreite, für sie zu sorgen, sowohl dem Opfer als auch der Gesellschaft als Ganzes einen Gefallen tut.

Leibowitz stellt eine wichtige Frage, die wir uns in dieser Diskussion ehrlich stellen müssen – nämlich, ob unser Einsatz für die Sterbehilfe, sei sie nun aktiv oder auch passiver Natur, nicht auch davon getragen ist, uns selbst von einer Last zu befreien. Denn ohne Frage ist es so, dass die Pflege Todkranker oder von Personen in einem vegetativen oder komatösen Zustand eine Bürde für ihre Umwelt, für Angehörige, aber auch für die Gesellschaft darstellt. Leibowitz hat zu Recht Angst, dass wir uns, wenn wir uns für aktive Sterbehilfe entscheiden, auf einen gefährlichen Weg begeben, der wieder die Möglichkeit eröffnen kann, Entscheidungen über Leben und Tod vom vermeintlichen Wert eines Lebens abhängig zu machen.

„Das Leben ist einfach nicht mehr lebenswert" ist aus jüdischer Sicht keine akzeptable Position. Wenn sich Personen dafür entscheiden, sich durch eigene Hand das Leben zu nehmen, ist dies tragisch, aber nicht zu ändern. Dritten jedoch zu gestatten zu helfen, ist nicht akzeptabel.

Aus diesem Grund könnte ich mich nicht dafür entscheiden, einem Patienten das Grundbedürfnis von Nahrung und Flüssigkeit zu versagen. Von Nahrung in diesem Stadium als Medizin zu sprechen, geht meines Erachtens aber zu weit. Bei der Frage der Beatmung hingegen könnte ich mich Halevis Position anschließen und diese unter gewissen Umständen beenden lassen.

Literatur

63. Mitzvah 34

64. Feinstein IM: JD 2: 174,3

65. Halperin M: Modern Perspectives on Halacha and Medicine. Jewish Medical Ethics/Assia 1989; 1 (no 2): 132-133

Sterben und Tod in der islamischen Geistestradition und muslimischen Glaubenspraxis

Ilhan Ilkilic und Mahide Bolahatoglu

Einleitung

Die sehr aufschlussreichen Schilderungen von Prof. Adams über den praktischen Alltag eines Notfall- und Intensivmediziners und die thematisierten Grenzerfahrungen in der medizinischen Versorgung der Patienten, die zugleich auf eine persönliche Art behandelt werden, zeigen aus einer nachvollziehbaren Perspektive die Entscheidungsdilemmata auch im Hinblick auf das Autonomieprinzip. Dabei ergeben sich unausweichlich Fragestellungen wie die Heiligkeit des Lebens, dies insbesondere in Anbetracht der Sterbehilfe, und wie diese Heiligkeit verstanden werden kann. Die Einstellung jedes einzelnen Patienten zu diesen Fragen ist sehr unterschiedlich und vor allem durch religiöse Einstellungen geprägt, die sich wiederum aus der kulturellen Zugehörigkeit ergeben. Im medizinischen Alltag und für eine angemessene Versorgung der Patienten ist dies mit zu bedenken.

Wissenschaftliche Untersuchungen demographischer Veränderungen besagen, dass in Deutschland im Jahre 2030 ca. 2,8 Millionen Menschen mit Migrationshintergrund 60 Jahre oder älter sein werden [66]. Durch die zunehmende Alterung von Menschen aus anderen Kulturkreisen werden erwartungsgemäß auch Sterbefälle ansteigen, die sowohl in der klinischen Versorgung als auch in den normativ-ethischen Entscheidungsfindungen in interkulturellen Behandlungssituationen mit zahlreichen Herausforderungen verbunden sind [67]. In Deutschland leben ca. vier Millionen Muslime, mehrheitlich mit Migrationshintergrund. Auch innerhalb dieses Kulturkreises findet Alterung statt. Es ist absehbar, dass mit der Häufigkeit der Sterbefälle die Themenfelder wie Sterben, Tod und Lebensende in dieser Religionsgemeinschaft eine höhere Relevanz im alltäglichen Leben einnehmen werden.

Für einen angemessenen Umgang mit muslimischen kulturellen Praktiken am Lebensende und einer ethisch rechtfertigbaren Behandlung der divergierenden religiösen Werthaltungen sind Kenntnisse über die Entstehungsgründe dieser kulturellen Praxis und ihre Einstellungen zum Sterben von zentraler Bedeutung. Durch die Fremdheit dieser kulturellen Praktiken und Wertvorstellungen ergeben sich Irritationen, Missverständnisse und ethische Probleme, was im Umgang mit muslimischen Sterbenden oft der Fall ist. Im vorliegenden Beitrag werden die elementaren Glaubensüberzeugungen hinsichtlich des Sterbens und des Todes aus der Perspektive der islamischen Geistestradition dargestellt. Anschließend wird die kulturelle Praxis am Lebensende eines Muslims beschrieben. Ebenfalls werden die glaubensspezifischen Haltungen zu ethischen Fragestellungen am Lebensende diskutiert und reflektiert.

Sterben und Tod in der islamischen Geistestradition

Grundlagen

Das Lebensende, das Sterben und der damit verbundene Tod betreffen die Körperlichkeit und Leiblichkeit des Menschen zugleich und befinden sich damit am Knotenpunkt substanzieller und existenzieller Fragestellungen und Reflexionslinien. Das Verhältnis zum eigenen Lebensende ist zugleich auch ein Selbstverhältnis, das nicht unabhängig von religiös geprägten Wertvorstellungen und Werthaltungen betrachtet werden kann. Da Fragen zur Sterblichkeit und die Antworten zugleich Explikationsformen des persönlichen Menschenbilds beinhalten, kann eine Sinngebung zu den Prozessen am Lebensende nicht isoliert von der Einflussnahme individueller religiöser Glaubensüberzeugungen entstehen. In diesem Zusammenhang werden die zentralen theologischen Prämissen zum Thema Sterben und Tod der islamischen Geistestradition dargestellt.

Das Sterben im islamischen Glauben ist nicht als das absolute Ende des Menschen zu verstehen, sondern das Tor vom Diesseits zum Jenseits, wo der Mensch Lohn für seine Handlungen im Diesseits bekommt.

„Jeder wird den Tod kosten. Euch wird euer Lohn am Tag der Auferstehung voll erstattet [...]“

heißt es im Koran [68], der wichtigsten Quelle der Muslime. Der Tod wird vielmehr als Heimkehr zum Schöpfer verstanden und nicht als Folge einer Sünde. Auch der im Türkischen gängige Satz

„Die Welt ist das Ackerland, dessen Ernte im Jenseits geerntet wird"

wäre eine metaphorische Beschreibung desselben theologischen Inhalts. An dieser Stelle soll hervorgehoben werden, dass das Leben im Mutterleib, auf der Erde und nach dem Tod als ein Kontinuum in unterschiedlichen ontologischen Qualitäten gesehen wird. Dazu lesen wir im Koran [69]:

„O ihr Menschen, wenn ihr über die Auferstehung im Zweifel seid, so bedenket, dass Wir euch aus Erde erschaffen haben, dann aus einem Tropfen, dann aus einem Embryo, dann aus einem Fötus, gestaltet und nicht gestaltet, um es euch deutlich zu machen. Und Wir lassen, was Wir wollen, im Mutterleib auf eine festgesetzte Frist ruhen. Dann lassen Wir euch als Kind herauskommen. Dann (sorgen wir für euch), damit ihr eure Vollkraft erreicht. Und manch einer von euch wird abberufen, und manch einer von euch wird in das schlimmste Alter gebracht, so dass er, nachdem er vorher Wissen besessen hat, nichts (mehr) weiß. [...] Dies, weil Gott die Wahrheit ist, und weil Er die Toten lebendig macht und weil Er Macht hat zu allen Dingen, und weil die Stunde kommt – an ihr ist kein Zweifel möglich -, und weil Gott (all) die erwecken wird, die in den Gräbern sind."

Eschatologische Glaubensüberzeugungen

Die Narrativen über eschatologische Glaubensvorstellungen kommen in den Hauptquellen differenziert vor und prägen das muslimische Verständnis vom Tod und Sterben unmittelbar [70]. Die Seele verlässt im Sterbeprozess den Körper bis zum Jüngsten Gericht bzw. Auferstehungstag, wo sie sich wieder miteinander vereinigen [71]. Durch den Tod verändert sich das Verhältnis von Seele bzw. Geist *(rūḥ)* zum Körper und umgekehrt. Der Geist hat keine Verfügungsgewalt über den Körper und gleichfalls stehen ihm die körperlichen Organe nicht zur Verfügung. Der Sterbeprozess bzw. das Grab ist ein zeitlicher und örtlicher Übergang zum Jenseits. Dort fängt ein neues Leben in einem neuen Seinszustand an, das sich auf einer anderen ontologischen Ebene bewegt.

Nachdem der Todesengel *('Izrā'īl)* die Seele des Verstorbenen vom Körper getrennt hat, findet im Grab eine Befragung statt. Das Beantworten der Fragen der Engel *munkar* und *nakīr* über den Glauben des Verstorbenen hängt nicht vom Auswendiglernen der Antworten, sondern von den eigenen Taten im Diesseits ab. Danach harrt die Seele des Verstorbenen bis zum Jüngsten Gericht in angenehmer oder angstvoller Erwartung aus. Dieser Aufenthaltsort wurde in einem Prophetenspruch mit einem Paradiesgarten oder dem Höllenpfuhl verglichen. Die Welt und alle Wesen auf ihr werden zu einem bestimmten Zeitpunkt, der von Gott festgesetzt ist, untergehen. Diese auch dem Propheten Muḥammad verborgene Zeit heißt *yawm al-qiyāma*, der Jüngste Tag. Nachdem alles Existierende vernichtet wurde, werden die Menschen, die seit Anbeginn auf Erden gelebt haben, zum Leben erweckt und vor Gottes Gericht gebracht (*ḥašr*, d. h. Versammlung der Toten). Am Jüngsten Gericht werden alle Taten des Menschen durch eine himmlische Waage abgewogen und es wird über die Belohnung oder Bestrafung des Menschen entschieden. Die genaue Entscheidung, die dabei herauskommt, ist als ein Zeichen der göttlichen Gerechtigkeit zu verstehen, was im Koran in folgenderweise zum Ausdruck gebracht wird [72]:

„Wenn dann einer (auch nur) das Gewicht eines Stäubchens an Gutem getan hat, wird er es zu sehen bekommen. Und wenn einer (auch nur) das Gewicht eines Stäubchens an Bösem getan hat, wird er es (ebenfalls) zu sehen bekommen."

Die unabänderliche und endgültige Entscheidung trifft Gott allein in eigener Souveränität und Barmherzigkeit. Hölle und Paradies sind die Orte der Bestrafung bzw. Belohnung der Menschen. Noch schöner und bedeutungsvoller als das Paradies ist jedoch das Betrachten des Antlitzes Gottes, wie es den Gläubigen verheißen ist. *Ar-Raḥmān* (der Erbarmer) und *ar-Raḥīm* (der Barmherzige), die zu den 99 Namen Gottes gehören, haben eine prägende Wirkung auf die Gottesvorstellung eines Muslims. Im islamischen Glauben zeigt Gott seine Gnade mit Auswirkungen seiner Barmherzigkeit. Die bewohnbare Welt, die darin enthaltenen Pflanzen und Tiere sind als Zeichen der göttlichen Gnade zu verstehen. Göttliche Gnade und Zorn sind in der islamischen Theologie als Konsequenz der göttlichen Gerechtigkeit zu deuten. Er belohnt die guten Taten im Paradies und bestraft die schlechten Taten mit dem Aufenthalt in der Hölle. In einer Überlieferung vom Propheten Muḥammad heißt es [73]:

„Meine Barmherzigkeit übertrifft meinen Zorn."

Auch wenn Gott Gnade und zugleich Zorn besitzt, überwiegt seine Barmherzigkeit in der Gottesvorstellung.

Mystische Tradition

In der mystischen Tradition des Islam wird weder das Sterben noch der Tod in einem negativen Zusammenhang aufgefasst. Es ist stets eine positive Konnotation zu entnehmen. Darstellungen des Sterbens wie *„die Befreiung der Seele aus dem Gefängnis des Körpers"*, eine Art *„Aufwachen vom Schlaf"*, oder *„hinführende Brücke zum geliebten Schöpfer"* sind häufig vorzufindende Deutungen [74]. Aufgrund dessen ist die Vorstellung vom Sterben und Tod nicht furchteinflößend oder beängstigend.

Eine weitere mystische Betrachtungsweise des Sterbens geht damit einher, dass das Phänomen des Sterbens als Rückkehr bzw. Abwanderung gesehen wird – der Mensch kann somit an seinen vorherigen Bestimmungsort und zum Schöpfer zurückkehren. So ist der Mensch, aus dieser Begebenheit heraus, in einer Trennungssituation, deren Gedanke unteranderem in folgenden Koranversen wiederzufinden ist:

„Jeder wird den Tod erleiden; dann kehrt ihr zu Mir zurück" [75] – *„O du Seele voll Ruhe, Kehre zu deinem Herrn zurück, zufrieden und (Ihn) zufriedenstellend"* [76].

Dadurch wird nochmals darauf hingedeutet, dass der Tod die Seele zu ihren Ursprung zurückruft und das Wiedersehen mit dem Schöpfer ermöglicht. In diesem Zusammenhang wird beispielsweise der Todestag des großen Mystikers Mawlānā Ǧalāl ad-Dīn Muḥammad Rūmī (gestorben 1273) am 17. Dezember heute noch mit dem persischen Titel „Şeb-i Arus" als „die Hochzeitsnacht" gefeiert. Die Analogie zeigt die kulturell begründete Einstellung zum Tod und dessen Stellenwert.

Für einen Muslim lässt sich aus dieser Einstellung heraus auch eine gewisse Haltung ableiten. So hat der Muslim seinem Leben einen

Sinn und einen Zweck beizumessen, die er zu erfüllen hat. Denn er weiß, wenn er sich das Wiedersehen mit Gott wünscht, wünscht sich auch Gott das Wiedersehen mit ihm. Daher sollte er sich bemühen, rechtschaffen zu handeln und seine Lebensaufgabe zu erfüllen [77]:

„(...) Und wer hofft, seinem Herrn zu begegnen, soll gute Werke tun und niemand neben seinem Herrn anbeten."

Angelehnt an die Prophetenüberlieferung *„Sei im Diesseits wie ein Fremder oder wie ein Durchreisender"* [78] verkörpert das Leben dabei eine Art *Reise*, in der der Reisende das Ziel verfolgt, Gotteserkenntnis zu erlangen. Diese lasse sich jedoch nur durch Selbsterkenntnis erreichen. Im Weiteren heißt es bei al-Ġazzālī (gestorben 1111), der einen mystisch-theologischen Zugang vertrat [79]:

„Der erste Eingang ist, dass man sich selbst erkenne, der zweite, dass man Gott erkenne, der dritte, dass man die diesseitige Welt erkenne, der vierte, dass man die jenseitige Welt erkenne. Diese vier Erkenntnisse sind die Eingänge der Erkenntnis des Islam."

Dabei wird nach al-Ġazzālī die Seele *(arab. nafs)* als göttliche Ausstattung gesehen, gewissermaßen eine spirituelle Substanz, die das Potenzial in sich trägt, sich zu entfalten, zu entwickeln und zu steigern, indem sie erkennt und wahrnimmt [80].

Kulturelle Praxis am Lebensende

Betroffenheit der Angehörigen

Das Lebensende und der darin enthaltene Sterbeprozess sind auch für Muslime ein mitmenschlicher Prozess und betreffen nicht nur das Selbstverhältnis, sondern auch das Fremdverhältnis. Der eigene Tod wird nicht nur von der existenziell betroffenen Person erfahren, sondern trifft zugleich die Angehörigen der verstorbenen Person, zu denen sie ein Fremdverhältnis hatte. Durch diese Betroffenheit, die sich in diversen Ausprägungen zeigen kann, geht der Tod einer Person stets auch die Angehörigen etwas an. Deswegen ist es nicht angebracht, die Suggestion des Todes nur auf das existenziell betroffene Subjekt zu reduzieren. Ferner werden die zu dem verstorbenen Menschen gehörenden Personen unmittelbar und in unterschiedlicher Weise davon betroffen. Auch diese Betroffenheit der muslimischen Angehörigen kann nicht unabhängig von den Identität stiftenden kulturellen Praktiken isoliert betrachtet werden.

Der letzte Besuch

Dass die muslimischen Patienten in Krankenhäusern deutlich häufiger und von zahlreichen Personen besucht werden, ist eine bekannte Realität im deutschen Krankenhausalltag. Dabei werden sie nicht nur von ihren engsten Familienangehörigen, sondern auch vom Freundeskreis, von ihren Verwandten, aber auch ihrer Glaubensgemeinde besucht. Dafür liegen unterschiedliche kulturelle und religiöse Gründe vor. Ein Krankenbesuch wird dabei als Zeichen dieser gemeinschaftlichen Zugehörigkeit verstanden und in einem anderen Prophetenausspruch explizit empfohlen [81]:

„Speist den Hungrigen, besucht den Kranken und gebt den Sklaven frei."

In diesem Zusammenhang bedeutet ein Krankenbesuch für einen Muslim mehr als die Anteilnahme am Leid eines Bekannten und die Möglichkeit, seine Betroffenheit und Genesungswünsche vor Ort zum Ausdruck zu bringen.

Der *letzte Besuch* erlangt einen zusätzlichen Stellenwert, der über die Bedeutungen des üblichen Krankenbesuchs hinausgeht und einen moralischen Sinngehalt besitzt. Nach islamischem Glauben würde Gott aufgrund seiner Barmherzigkeit und seines Erbarmens die Unterlassung religiöser Pflichten oder diesbezügliches Fehlverhalten verzeihen, nicht aber die Fehler, die gegen eine Person begangen worden sind. Ein solches Unrecht oder eine solche emotionale Verletzung sollten unter den Beteiligten im Diesseits geregelt werden. Zu deren Gutmachung ist u. a. die persönliche Entschuldigung beim Betroffenen erforderlich. Deswegen ist der bewusste Zustand vor dem Tod die letzte Möglichkeit sowohl für den Sterbenden als auch für seinen Bekanntenkreis, die begangenen Fehler wieder gutzumachen. Durch diese kulturelle Praxis findet nicht nur ein für das jenseitige Leben wichtiges *sich gegenseitig Verzeihen* (türk. *Helalleşmek*) statt, sondern dadurch entsteht auch die Gelegenheit, das eigene Zufriedensein im Umgang mit Anderen zum Ausdruck zu bringen.

Darüber hinaus hat der letzte Besuch für den Besucher eine weitere moralisch-religiöse Bedeutung. Er soll die individuelle Auseinandersetzung mit dem Sterben und Tod intensivieren und ggf. dabei helfen, moralisch erwünschte Konsequenzen zu ziehen – denn der Zusammenhang zwischen dem Nachdenken über den Tod und der Aufforderung, die entsprechenden Maßnahmen für das Jenseits zu treffen, impliziert eine Evaluation der vergangenen Handlungen und Pläne für die Zukunft auf der Grundlage der moralischen Normen.

Sterbebegleitung und Rituale

Die Rituale beim Sterbenden und Verstorbenen gehören zur kulturellen Praxis und machen einen wichtigen Teil der Wahrung und Entfaltung der kulturell-religiösen Identität aus. Die in islamischen Quellen beschriebene Sinndeutung des Todes wird von Muslimen im Alltag durch Redewendungen folgenderweise wiedergegeben:

„So wie wir auf die Welt gekommen sind, so werden wir auch von ihr scheiden. Möge Allah ein schönes Ende ermöglichen";

oder

„Allah möge uns am Ende Koran (d. h. Koranrezitation) und īmān (Glaube) ermöglichen."

Damit wird die Wichtigkeit der Koranrezitation am Sterbebett und die Artikulation des Glaubenssatzes *ašhadu an lā ilāha illallāh wa ašhadu anna muḥammadan abduhu wa rasuluhu* unterstrichen – *„Ich bekenne, dass es keinen Schöpfer außer Gott gibt und ebenso bekenne ich, dass Muḥammad Diener und Gesandter Gottes ist."* Dieser Glaubenssatz bringt den Glauben an den einzigen Gott und seinen Gesandten und Propheten Muḥammad zum Ausdruck. Die Koranrezitation und das Vorsprechen des Glaubenssatzes können von einem Imam (Vorbeter in der Moschee), aber auch von einem Muslim, der Arabisch vorlesen kann, geleistet werden. Bei einer solchen Koranrezitation am Lebensende wird traditionell die 36. Sure gewählt, die das Wesen des menschlichen Lebens sowohl für den Sterbenden als auch für den Trauernden unterweist.

Nach dem Sterbeprozess werden die Hände des Verstorbenen – je nach Rechtsschule auf der Brust oder auf dem Bauch – gekreuzt, die Augenlider geschlossen und das Kinn mit einem Stück Stoff festgeknotet. Dann wird die Kleidung ausgezogen und der Körper in drei oder fünf Stoffbahnen gehüllt. Möglichst früh, entweder am selben oder am nächsten Tag, soll die Ganzwaschung stattfinden. Bei der Waschung, die von einer Person gleichen Geschlechts durchzuführen ist, soll das Wasser weder zu heiß noch zu kalt sein – wie bei einem lebendigen Menschen. Nach der Ganzwaschung wird der Verstorbene mit einem weißen Tuch (türk. *Kefen*), dem Totentuch, umhüllt. Auch dieses Tuch soll einfach sein und keinen Saum haben, genauso wie das weiße Tuch von Pilgern in Mekka. Die sanfte körperliche Behandlung des Verstorbenen resultiert aus dem muslimischen Verständnis der körperlichen Unversehrtheit. Auch die körperliche Sauberkeit durch die rituelle Ganzwaschung weist auf die symbolische Vorbereitung – wie bei der rituellen Teilwaschung vor dem täglichen Gebet –, dem Schöpfer zu begegnen, hin.

Eine der wichtigsten Pflichten der muslimischen Gemeinde gegenüber dem Verstorbenen ist die Verrichtung des Totengebets durch einen Imam. In einem Prophetenausspruch heißt es [82]:

„Fünf Pflichten hat der Muslim gegenüber seinem Glaubensbruder: Er ist verpflichtet, den Gruß zu erwidern, den Kranken zu besuchen, am Begräbniszeremoniell teilzunehmen, der Einladung nachzukommen und dem Niesenden Gottes Erbarmen zu wünschen."

Vor der Bestattung wird nach der Meinung der Gemeinde über den Verstorbenen gefragt und vom Imam empfohlen, dass die Gemeindemitglieder alle seine Fehler verzeihen. Vor dem Totengebet wird der verstorbene Muslim in einen einfachen Sarg gelegt. Dieser Sarg dient nur dem Transport des Verstorbenen bis zum Grab, weil nach islamischem Glauben eine Beerdigung ohne Sarg stattfindet. Grund dafür ist der Wunsch, einen direkten Kontakt zur Erde zu ermöglichen, woraus der Mensch nach islamischem Glauben erschaffen ist. Auch die Rückkehr zu dieser endgültigen Heimat soll nach dem Sterben möglichst schnell geschehen. Dadurch entsteht der Wunsch, innerhalb von 24 oder 48 Stunden beerdigt zu sein, was aufgrund der bürokratischen Hürden in Deutschland nicht unproblematisch ist. Der muslimische Verstorbene wird im Grab auf die rechte Seite gelegt und das Gesicht nach Mekka gerichtet wie beim fünfmaligen Gebet. Nicht vom Propheten empfohlen ist die Trauer mit Weinen und Wehklagen. Man soll den Verstorbenen mit seinen guten Taten in Erinnerung rufen. Trotz dieser prophetischen Empfehlung begegnen wir in der Praxis häufig mit Weinen, Schreien und Wehklagen trauenden Muslimen, die gleichzeitig eine erhebliche Herausforderung für das Krankenhauspersonal im Umgang mit ihnen darstellen können.

Seelsorgerische Betreuung

Grenzerfahrungen erfordern oft eine seelsorgerische Betreuung. Es handelt sich um Situationen, in denen die persönliche Reflexion der eigenen Einstellungen und Lebensgeschichte besonders intensiv erfolgt. In diesem Zusammenhang stellt sich die Frage, welche Unterstützung in Form einer islamisch-seelsorgerischen Sterbebegleitung – in Anbetracht der Religiosität – gegeben werden kann [83].

Bei einem praktizierenden Muslim hat der Glaube am Lebensende eine Doppelfunktion. Einerseits steigert der Glaube das Angstgefühl bei den Religionsangehörigen, die Schwächen in der Religionsausübung empfinden. Das Wissen über die Schilderungen der jenseitigen Bestrafung führt zu einem Idealbild des gläubigen Menschen – und so wird die Angst in erster Linie nicht vom Tod selber, sondern vom göttlichen Gericht verursacht. Dabei werden Fehltaten eingestanden, Reue gezeigt und an die göttliche Gerechtigkeit geglaubt. Andererseits versucht der Glaube, die Angst von Gläubigen mit hoher Todesfurcht zu minimieren bzw. zu beheben, indem er die Barmherzigkeit Gottes, das Leben im Paradies und andere ersehnte Seiten des Todes – wie die Zusammenkunft mit dem Schöpfer – in Erinnerung ruft. Diese Begebenheit wird im islamischen Denken als das Gleichgewicht zwischen Furcht *(ḫawf)* und Hoffnung *(raǧāʿ)* definiert. Dabei fördert die Hoffnung die Nähe zu Gott, und die Furcht nimmt eine bewahrende Funktion ein [84].

In einer Sterbesituation kann die Auseinandersetzung mit dem eigenen Sterben und dem Tod – auch unter Berücksichtigung der persönlichen Religiosität – als eine *gedankliche Vorwegnahme des Todes* angesehen werden, die bei dem Betroffenen einen inneren Prozess auslöst. Während des Prozesses vermag die seelsorgerliche Begleitung insbesondere auf die Spiritualität und *auf die höchsten Werte* einzugehen [85]. Das Beten in diesem Sinne stellt *bei krisen-*

haften Übergängen das Vertrauen in eine höhere Ordnung dar [85]. Die Phänomene *Leben, Krankheit, Sterben* werden durch die religiösen Rituale bewusst spirituell erlebt. Jedoch ist das Leiden oder das Sterben an sich nicht als spiritueller Vorgang anzunehmen. Stattdessen werden diese Lebenswirklichkeiten in Bezug zum göttlichen Willen gesetzt, dem mit Vertrauen begegnet wird. Der Aspekt der Hoffnung *(raǧāʾ)* im Verhältnis zur Furcht *(ḫawf)* tritt somit wieder in den Vordergrund. Denn der Kranke, der Sterbende oder auch der Trauernde soll erkennen, dass er stets und vor allem an seinen sog. Grenzerfahrungen auf die Barmherzigkeit und Vergebung Gottes hoffen kann [86].

In der seelsorgerlichen Betreuung der Muslime gilt es somit in erster Linie, die Sterbetrauer angemessen zu begleiten, welche eine Art Hilfe zur Gestaltung des Sterbeprozesses ist. Für den Seelsorger bedeutet es, diesen Prozess zu moderieren, indem er den Betroffenen einen *Raum* für die Trauer anbietet und tröstend einwirkt. Dabei wird eine hoffnungsgebende, an die Barmherzigkeit und Vergebung Gottes erinnernde Sprache gewählt. Die Glaubensüberzeugung verleiht dem Betroffenen Gegenkräfte für den Umgang mit der Trauer [85].

Bei der Trauerarbeit mit Muslimen stellt sich bei der Mehrheit von ihnen ein besonderes Merkmal heraus. Es handelt sich regelmäßig um die Gruppe der sog. Gastarbeiter der ersten Generation, die somit eine Migrationsgeschichte aufweisen. Diese Migrationsgeschichte ist entsprechend zu berücksichtigen, da sie zum Teil mit großen Trennungsschmerzen und Entbehrungserlebnissen verbunden ist. Diese Menschen mussten größtenteils ihre ganze Familie zurücklassen, teilweise ihre Kinder bei den Verwandten unterbringen, durften nicht miterleben, wie sie aufwuchsen. Auch bei Sterbefällen konnten sie sich von den Angehörigen in der Heimat nicht richtig verabschieden, sodass sie tiefe Trauererlebnisse mit sich tragen. Diese Besonderheit gibt der Trauer- und Biografiearbeit bei muslimischen Patienten eine größere Bedeutung und unterstreicht die Notwendigkeit einer professionellen seelsorgerlichen Begleitung am Lebensende umso mehr.

An dieser Stelle soll auch darauf hingewiesen werden, dass in Deutschland eine professionelle seelsorgerische Betreuung der

Muslime am Lebensende nicht in der Form etabliert ist, wie wir sie sonst in deutschen Krankenhäusern vorfinden. Zwar gibt es einige Projekte und Initiativen in dieser Hinsicht – hier seien MUSE (Muslimische Seelsorge e. V.) und Salam e. V. genannt – sie sind aber fern von jeglicher Abdeckung des praktischen Bedarfs.

Sterben in der Diaspora

In schwierigen Lebenssituationen oder auch Sterbefällen wird in einer gut funktionierenden Gemeinschaft die Fürsorge und Hilfestellung dem Nächsten gegenüber als selbstverständlich angesehen und aus dem religiösen Pflichtbewusstsein abgeleitet. Der seelische Beistand wird häufig von nahestehenden Personen, wie Familienmitgliedern oder Freunden, übernommen. Für im Ausland lebende Muslime ergeben sich hier allerdings große Versorgungslücken, da aufgrund der Migration familiäre oder soziale Netzwerke nicht mehr so wie in der Heimat vorzufinden sind. Auch die neuen Lebensumstände bringen neue Probleme und Überforderungen mit sich – beispielhaft seien hier das Gefühl des Fremdseins sowie der Wegfall der Selbstverständlichkeit von religiösen und kulturellen Praxen im Einwanderungsland genannt. Darüber hinaus erfordert die Komplexität der Lebensgeschichten – wie bereits geschildert – eine umfassendere seelsorgerische Betreuung, in der die Trauerarbeit einen großen Raum einnimmt.

Nicht nur der beschränkte Zugriff auf den Freundes- und Familienkreis, sondern auch die im Krankenhaus vorzufindenden Rahmenbedingungen und Strukturen behindern die Durchführung der zuvor dargestellten Rituale beim Sterbenden und Verstorbenen. Die hohe Zahl der Besucher oder die Koranrezitation können sowohl für das Krankenhauspersonal als auch von den Mitpatienten als Belastung empfunden werden – oder das Krankenhauspersonal betrachtet sie als Belastung für den Sterbenden. Im Krankenhausbetrieb kann daher nicht immer eine adäquate Betreuung und Begleitung in der Sterbesituation erfolgen. So ist es keine Seltenheit, dass die Familie erst nach dem Versterben des Angehörigen informiert wird [87]. Es kommt hinzu, dass die Familie, bevor sie die Möglichkeit hat, um ihren Angehörigen zu trauern, organisatorische Aufgaben erfüllen muss.

„Konzentrierte sich der Beistand der Verwandten und Freunde im Herkunftsland auf eine Trauerbegleitung, die sich vor allem um das leibliche Wohl der Trauernden drehte, so gilt es nun, die Überführung des Sargs in das Herkunftsland oder eine Beerdigung auf einem islamischen Gräberfeld hier in Deutschland zu organisieren. Beides bedarf einer schnellen und effektiven Organisation, die ohne professionelle Hilfe kaum geleistet werden kann“ [87].

Zwar wurden wegen der großen Nachfrage muslimische Bestattungsunternehmen gegründet, die eine Überführung des Leichnams organisieren, dennoch bleibt die Frage bestehen, wie flächendeckend dieser Dienst angeboten und in Anspruch genommen werden kann. Aufgrund der meist fehlenden Rahmenbedingungen (wie Waschräume für Totenwaschungen) kann die Totenwaschung nicht immer erfolgen; diese stellt jedoch eine wichtige rituelle Einheit dar - die Waschung und die Umhüllung des Leichnams mit dem Totentuch durch die Familienangehörigen selber oder im Beisein der Angehörigen gehören zum Abschiednehmen vom Verstorbenen und können entscheidend für die Trauerarbeit sein.

Gegenwärtig ist es so, dass aufgrund der erschwerten Bedingungen für eine islamische Beerdigung und einer starken Verbundenheit der Muslime zur Heimat – hier insbesondere bei der sog. ersten Generation der Einwanderer – die Mehrheit der Muslime in ihre Herkunftsländer überführt wird. Für den trauernden Freundes- und Familienkreis bedeutet dies, dass für sie die rituelle Begleitung und damit der Abschied vom Verstorbenen entfallen.

Medizinethische Entscheidungen am Lebensende

Die islamischen Glaubensprinzipien und die Sinndeutung des Sterbens und Todes sowie die Glaubensvorstellungen über das Jenseits prägen nicht nur die kulturelle Praxis am Lebensende, sondern sie beeinflussen auch die ethischen Entscheidungen, indem sie der Begründung für die Durchführung oder Unterlassung medizinischer Maßnahmen in diesem Lebensabschnitt dienen [70, 88, 89, 90]. Im Anschluss werden einige ethische Themenbereiche beispielhaft dargestellt.

Der islamische Grundgedanke, der den Körper des Menschen nicht als bloßes Eigentum, sondern als eine dem Menschen von Gott anvertraute Gabe versteht, schließt zugleich einen unverantwortlichen Umgang mit dem menschlichen Leben aus. Dieses Menschenbild und die damit verbundene Werthaltung versteht den Suizid als Selbsttötung und lehnt ihn kategorisch ab [91, 92]. Selbst der Todeswunsch wird im Krankheitsfall in einem Ausspruch des Propheten Muḥammad untersagt [93]:

„Wünscht euch nicht den Tod herbei, auch wenn es euch sehr schlecht geht, sondern sagt im äußersten Fall: 'O Gott, lass mich weiterhin leben, solange das Leben besser für mich ist, und lass mich sterben, wenn der Tod besser für mich ist'!"

Die Glaubensüberzeugung, dass der Mensch nur Inhaber seines Lebens und Körpers, aber nicht ihr wahrer Eigentümer ist, bildet die Grundlage der ethischen Bewertung der *aktiven Sterbehilfe* (der Nationale Ethikrat [94] empfiehlt inzwischen, für den Begriff „aktive Sterbehilfe" den Begriff „Tötung auf Verlangen" und für den Begriff „passive Sterbehilfe" den Begriff „Sterbenlassen" zu verwenden). Aus Sicht des Islam nimmt die aktive Sterbehilfe denselben Stellenwert wie der Suizid ein und wird deswegen kategorisch abgelehnt.

Während in der innerislamischen Diskussion über die Bewertung der aktiven Sterbehilfe von einem Konsens gesprochen werden kann, ist diese Homogenität bei der Bewertung der *passiven Sterbehilfe* nicht gegeben [95] – hier werden in der innerislamischen Diskussion verschiedene Positionen vertreten.

Die *erste Position* erklärt sowohl die aktive als auch die passive Sterbehilfe für verboten und spricht von einer Therapiepflicht am Lebensende auch für den Fall, dass die Heilungschancen sehr gering sind [96]. Diese Position bestreitet darüber hinaus einen Unterschied zwischen aktiver und passiver Sterbehilfe und lehnt auch die indirekte Sterbehilfe durch Schmerztherapie sowie einen Therapieabbruch auf der Basis einer medizinischen Aussichtslosigkeit ab [97]. Omar Hassan Kasule, Professor an der medizinischen Fakultät der King Fahd Medical City in Saudi Arabien, einer der Vertreter dieser Position, schreibt [98]:

„Es gibt keinen überzeugenden (legalen) Unterschied zwischen aktiver und passiver Euthanasie. Denn das Recht nimmt Rücksicht auf die

Intention des menschlichen Handelns. Da sowohl die aktive als auch die passive Euthanasie dieselbe Intention haben, nämlich das Beenden des Lebens von unheilbar kranken Menschen, sind sie als ähnliche Handlungen zu beurteilen.“

Abgelehnt wird auch die schriftliche oder sprachliche Willensäußerung des Muslims in einem gesunden Zustand in Bezug auf lebensverlängernde Maßnahmen am Lebensende. Auch die Familie des Betroffenen habe nur eine begrenzte Einflussnahme auf diese Entscheidungen [97]:

„Active and passive euthanasia are both illegal because the intention behind them is the same, taking life. A physician is legally liable for any euthanasia actions performed even if instructed by the patient. Euthanasia is illegal under any of the situations described below: active and passive euthanasia by the patient, active and passive euthanasia by the physician with voluntary patient consent, active and passive euthanasia by the physician with patient refusal, active and passive euthanasia for unconscious patient. The only allowable actions are patient refusal of normal food, hydration, or heroic medical procedures.”

Demnach bleibt dem Betroffenen oder – wenn er dazu nicht in der Lage ist – seinen Familienangehörigen kein Entscheidungsspielraum für die Ablehnung lebenserhaltender medizinischer Maßnahmen, auch wenn diese Maßnahmen nur den absehbaren Todeszeitpunkt hinausschieben – für die Verschiebung des Todeszeitpunktes sollen alle zur Verfügung stehenden Mittel eingesetzt werden [99].

Die *zweite Position* erklärt die lebenserhaltenden medizinischen Maßnahmen weder als Pflicht noch als empfehlenswert, sondern stellt sie frei. Sie sieht in den lebensverlängernden Maßnahmen in medizinisch aussichtslosen Situationen keinen Nutzen für den Betroffenen, lehnt jedoch eine intensive Therapie nicht ab – vielmehr sollen die Wünsche des Patienten bzw. der Familie handlungsleitend sein. Abdulaziz Sachedina, Professor für Islamische Studien in den USA und einer der Vertreter dieser Position, unterstreicht die Notwendigkeit einer Differenzierung zwischen aktiver und passiver Euthanasie für eine islamrechtliche Analyse der Entscheidungen am Lebensende [100]. Während ein Plädoyer für eine aktive Euthanasie auf dem Begriff *Recht auf Sterben* basiert, was mit dem islamischen Glauben nicht vereinbar ist, entspricht der passiven Euthanasie eher der Begriff *erlauben zu sterben*. *Jemandem erlauben zu sterben* durch Verzicht auf lebenserhaltende medizinische Maßnahmen, kann nach Sachedina unter bestimmten Bedingungen islamrechtlich legitimiert werden. Die Voraussetzungen dafür sind die Einwilligung des Patienten bzw. der Familie sowie die Klarstellung, dass die medizinischen Maßnahmen nur eine Verschiebung des Todeseintritts bewirken können, aber keine Heilung. Solange lebenserhaltende Maßnahmen nur eine Verschiebung des unmittelbar bevorstehenden Todeseintritts bedeuten, sind die Entscheidungen des Patienten, die nach einer medizinischen Aufklärung und bei voller Zustimmungsfähigkeit getroffen werden, handlungsleitend [101]; liegt kein entsprechender Wunsch des Patienten vor, so kann seine Familie entscheiden. In dem Fall, dass keine Weiterbehandlung gewünscht wird, kann das Einstellen lebensverlängernder Maßnahmen als Zulassen eines natürlichen Todes betrachtet werden [100]. Anders als die Vertreter der ersten Position wird eine Schmerztherapie auch dann befürwortet, wenn sie die Lebenserwartung am Lebensende verkürzen kann – solange dahinter nicht die Absicht steht, den Patienten zu töten. Weil diese Handlung das vorhandene, unerträgliche Leiden reduzieren will, darf ihr Motiv als tugendhaft bezeichnet werden [100]. Nicht zuletzt wegen knapper Ressourcen findet diese Überzeugung immer mehr Zustimmung in den muslimischen Ländern [102]. Es muss jedoch betont werden, dass in der hier zitierten Literatur dem mutmaßlichen Patientenwillen nicht derselbe Stellenwert beigemessen wird wie in der europäisch-westlichen Fachliteratur und Diskussion.

Zusammenfassend kann gesagt werden, dass die erste Position sich in ihrer Argumentation auf die *Heiligkeit des menschlichen Lebens* im islamischen Glauben beruft und daraus die Lebensrettung und Lebensverlängerung *in allen Situationen* als moralische Pflicht ableitet. Diese Verpflichtung impliziert auch eine Verschiebung des Todeszeitpunktes in aussichtslosen Situationen mit allen zur Verfügung stehenden Mitteln. Die zweite Position bezweifelt zwar nicht die Heiligkeit des menschlichen Lebens, erkennt jedoch die Grenzen des menschlichen Handelns an, wenn der Tod nicht vermeidbar ist. Insofern sieht sie den Einsatz medizinischer Maßnahmen in medizinisch aussichtslosen Situationen nicht als moralische

Pflicht an. Mit Bezug auf den Jenseitsglauben ist der Tod eher als ein zu akzeptierender Seinszustand und nicht als zu bekämpfender Feind zu bewerten. Zahlreiche theologische und literarische Werke in der islamischen Geistestradition unterstützen diese Perspektive [103].

Fazit

Das Zusammenleben der Angehörigen unterschiedlicher Kulturkreise bzw. Religionen ist in modernen Gesellschaften mittlerweile eine Selbstverständlichkeit. Die praktischen Explikationen der kulturellen Werthaltungen der Menschen aus anderen Kulturkreisen werden jedoch in diesen Gesellschaften nicht als gewöhnlich wahrgenommen. Dieser Mangel an Kenntnissen über die Glaubensansätze und damit verbundene Praxis führt zur fehlenden *Umgangskultur* mit Menschen aus anderen Kulturkreisen. In diesem Zusammenhang werden im vorliegenden Beitrag das muslimische Verständnis vom Sterben und Tod sowie die damit verbundenen kulturellen Praktiken dargestellt. Ebenso werden moralische Werthaltungen zu medizinischen Maßnahmen am Lebensende kritisch diskutiert. Diese Darstellungen und Problematisierungen verstehen sich als Informationsgrundlage für die Gestaltung eines kultursensiblen und ethisch angemessenen Umgangs mit muslimischen Sterbenden und ihren Angehörigen in einer wertpluralen Gesellschaft.

Literatur

66. Statistisches Bundesamt: Statistisches Jahrbuch 2007 für die Bundesrepublik Deutschland. Wiesbaden 2007

67. Die Beauftragte der Bundesregierung für Migration Flüchtlinge und Integration (Hrsg): Gesundheit und Integration - ein Handbuch für Modelle guter Praxis. Berlin 2007

68. Koran, Sure 3/185, vgl. Sure 56/60. In: Khoury AT: Der Koran. Gütersloh: Gütersloher Verlagshaus 1992

69. Koran, Sure 22/5-7. In: Khoury AT: Der Koran. Gütersloh: Gütersloher Verlagshaus 1992

70. Ilkilic I: Das muslimische Glaubensverständnis von Tod, Gericht und Gottesgnade und deren Bedeutung für die Medizinethik. Medizinethische Materialien 2002; Heft 126, 2. Aufl. Bochum 2002

71. Al-Ġazzālī: Iḥyā' 'ulūm ad-dīn. 4 Teile in 3 Bd, Bd 3, Kairo: 1326 H/1898; S 409

72. Koran, Sure 99/7-8. In: Khoury AT: Der Koran. Gütersloh: Gütersloher Verlagshaus 1992

73. Canan I (Hrsg): Kütüb-i Sitte Muhtasarı Tercüme ve Şerhi (Hadīṯ-Sammlung). 12: 263, Bd 7. Ankara: Akçağ Yayınlar 1991

74. Mevlânâ: Mesnevi. Tercüme ve şerh: Karaismailoğlu A. Ankara: Akçağ Yayınları, 1990; 1540, 1850; III/3970; III/3945; IV/3655

75. Koran, Sure 29/57. In: Khoury AT: Der Koran. Gütersloh: Gütersloher Verlagshaus 1992

76. Koran, Sure 89/27-28. In: Khoury AT: Der Koran. Gütersloh: Gütersloher Verlagshaus 1992

77. Koran, Sure 18/110. In: Khoury AT: Der Koran. Gütersloh: Gütersloher Verlagshaus 1992

78. Nawawī: Riyāḍ aṣ-Ṣāliḥīn (Gärten der Tugendhaften). Hrsg v Scheible T. Hadīṯ Nr. 471. München: SKD Bavaria 1996

79. Al-Ghāsali: Das Elixier der Glückseligkeit. Übers v Ritter H. Braunschweig: Heinrich Hugendubel 2004; S 29

80. Uludağ S: Nefis. In: DİA (Türkiye Diyanet Vakfı İslâm Ansiklopedisi). Bd 32. Istanbul: TDV Vakıf Yayınları İşletmesi 1991; S 526-529

81. Ṣaḥīḥ al-Buḫārī: Nachrichten von Taten und Aussprüchen des Propheten Muhammad. Hrsg u übers v Ferchl D. Stuttgart: Reclam 1991; S 391

82. Ṣaḥīḥ al-Buḫārī: Nachrichten von Taten und Aussprüchen des Propheten Muhammad. Hrsg u übers v Ferchl D. Stuttgart: Reclam 1991; S 172

83. Uçar B, Blasberg-Kuhnke M (Hrsg): Islamische Seelsorge zwischen Herkunft und Zukunft. Von der theologischen Grundlegung zur Praxis in Deutschland. Frankfurt am Main: Internationaler Verlag der Wissenschaften 2013; S 7 ff

84. Yıldız M: Gläubigkeit und Todesfurcht. Mystische Traditionen und die Anschauungen von Studierenden heute. Journal of Religious Culture 2001; 43: 1-7

85. Weiher E: Das Geheimnis des Lebens berühren – Spiritualität bei Krankheit, Sterben, Tod. Eine Grammatik für Helfende. Stuttgart: Kohlhammer 2009; S 259

86. Weiher E: Das Geheimnis des Lebens berühren – Spiritualität bei Krankheit, Sterben, Tod. Eine Grammatik für Helfende. Stuttgart: Kohlhammer 2009; S 133

87. Faust Kallenberg S: Tod und Auferstehung im Islam. In: Todesvorstellungen und Sterberiten in den Religionen. Religiöse Lehren und gelebtes Brauchtum. Frankfurt am Main 2012; S 39-48 http://www.rpi-ekhn.de/cms/fileadmin/rpz/download/allgemein/Tod_und_Sterben_Materialsammlung.pdf (am 01.03.2015)

88. Ilkilic I: Das muslimische Krankheitsverständnis und seine Bedeutung für medizinische Ethik. Zeitschrift für Medizinische Ethik 2013; 49: 263-276

89. Ilkilic I: End-of-life decisions at the beginning of life. In: Ilkilic I et al (eds): Health, Culture and the Human Body. Epidemiology, Ethics, and History of Medicine. Perspectives from Turkey and Central Europe. Istanbul: Betim Center Press 2014; S 433-444

90. Ilkilic I: Culture and Ethical Aspects of Truth-Telling in a Value Pluralistic Society. In: Teays W et al (eds): Global Bioethics and Human Rights. Lanham: Rowman & Littlefield 2014; S 185-200

91. Koran, Sure 4/29. In: Khoury AT: Der Koran. Gütersloh: Gütersloher Verlagshaus 1992

92. Rosenthal F: On Suicide in Islam. In: Rosenthal F (Hrsg): Muslim Intellectual and Social History: A collection of essays. Aldershot: Variorum 1990; S 239-259

93. Ṣaḥīḥ al-Buḫārī: Nachrichten von Taten und Aussprüchen des Propheten Muhammad. Hrsg u übers v Ferchl D. Stuttgart: Reclam 1991; S 395

94. Nationaler Ethikrat: Selbstbestimmung und Fürsorge am Lebensende. Stellungnahme. Berlin 2006. http://www.ethikrat.org/dateien/pdf/selbstbestimmung-und-fuersorge-am-lebensende.pdf (am 01.03.2015)

95. Athighetchi D: Islamic Bioethics: Problems and Perspectives. Dordrecht: Springer 2007

96. Bardakoğlu A: Katil. In: DİA (Türkiye Diyanet Vakfı İslâm Ansiklopedisi) Bd 25. Istanbul: TDV Vakıf Yayınları İşletmesi 2002; Bd 25: S 45-48

97. Kasule OH: Euthanasia: Ethic-legal Issues 2006. www.missionislam.com/health/euthanasia.htm (am 01.03.2015)

98. Kasule OH: 9811 Euthanasia 1998. http://omarkasule-01.tripod.com /id355.html (am 01.03.2015)

99. Hassaballah AM: Minisymposium. Definition of death, organ donation and interruption of treatment of Islam. Nephrology Dialysis Transplantation 1996; 11: 964-965

100. Sachedina A: End-of-life: The Islamic view. Lancet 2005; 366 (9487): 774-779

101. Connecticut Council of Masajid: Last will and testament. 2007 http://ccm-inc.org/cms2/uploads/files/willform.pdf 01.03.2015)

102. Al-Shahri MZ: Culturally sensitive caring for Saudi patients. Journal of Transcultural Nursing 2002; 13: 133-138

103. Bilmen ÖN: Feinheiten islamischen Glaubens. Islamischer Katechismus. Bochum 2004

Autorenverzeichnis

Prof. Dr. med. Hans Anton Adams
Stabsstelle für Interdisziplinäre Notfall- und Katastrophenmedizin
Assoziierter Professor für die intensivmedizinische Grundversorgung im Schwerbrandverletztenzentrum Niedersachsen
Dienstanschrift: Medizinische Hochschule Hannover
Carl-Neuberg-Str. 1
D-30625 Hannover
Privatanschrift: Fichtenweg 3
D-54293 Trier-Ehrang
E-Mail: adams.ha@gmx.de

Joachim Kardinal Meisner
Erzbischof em. von Köln
Margarethenkloster 5
50667 Köln

Prof. Dr. med. Eckhard Frick SJ
Professur für Spiritual Care – Klinik und Poliklinik für Palliativmedizin
Klinikum der Universität München
Marchioninistr. 15
D-81377 München

Prof. Dr. theol. Eberhard Schockenhoff
Institut für Systematische Theologie – Arbeitsbereich Moraltheologie
Theologische Fakultät der Albert-Ludwigs-Universität Freiburg
D-79085 Freiburg

Landesbischof i. R. D. Horst Hirschler
Abt zu Loccum
Kloster Loccum
Im Kloster 2
D-31547 Rehburg-Loccum

Landesrabbiner Jonah Sievers
c/o Jüdische Gemeinde Braunschweig
Steinstr. 4
D-38100 Braunschweig

Associate Prof. Dr. phil. et med. habil. Dr. (TR) Ilhan Ilklic
Istanbul University – Faculty of Medicine
Department of History of Medicine and Ethics
Hulusi Behcet Kütüphanesi Kat. 2
34093 Istanbul / Capa – Turkey

Mahide Bolahatoglu, B.A. Islamische Studien
Muslimische Seelsorgerin
Salam e.V.
Postfach 831114
65931 Frankfurt am Main